オーラルメディシンに基づいた
次世代の歯科診療

かかりつけ歯科医にすぐに役立つ初診時のリスク評価

監著 片倉 朗　著 野村武史／佐藤一道／澁井武夫

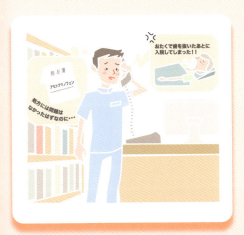
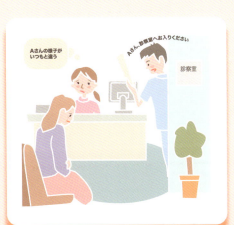
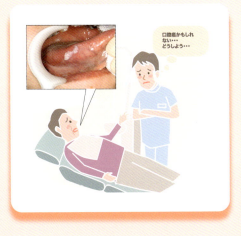
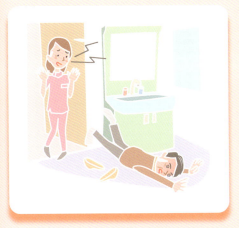
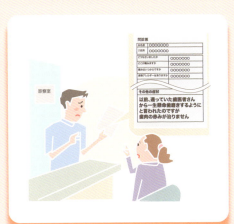
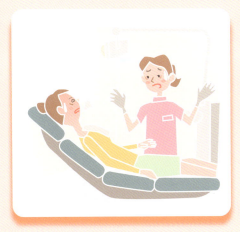

クインテッセンス出版株式会社　2016

Tokyo, Berlin, Chicago, London, Paris, Barcelona, Istanbul, Milano, São Paulo, Moscow, Prague, Warsaw,
Delhi, Bucharest, and Singapore

序　文

かかりつけ歯科医が総合歯科医としてあるために

　超高齢社会となったわが国で，歯科医療は加齢による口腔機能の低下を防ぎ健康長寿を支えること，またライフサイクルを通じた口腔機能の管理を行い成人期・高齢期の生活習慣病を予防していくことが新たな使命となっています．これからの歯科医療が高齢者を中心に大きく変化し，かかりつけ歯科医が口腔を一器官としてとらえて全身との相互の関連性を評価しながら治療計画を立てることが，今まで以上に重要となっています．医療と介護の現場で医科歯科連携がキーワードとなるなか，歯科医師も他の職種も同じ視点で患者を評価することができるスキルを備えている必要があります．

　すでに臨床の第一線にいる歯科医師には2つの診断スキルが必要となっています．その第1の診断は，主訴に対する診断，すなわち歯科病名の診断です．保険制度ではその診断名によって行う治療が体系化されているため，それにしたがって治療を進めれば技術的な点を除き大きなエラーは生じにくいと考えられます．そして第2の診断は患者のリスク評価を中心とした全身的な評価です．医療技術の進歩により患者が疾病を抱えながらも日常生活を変化なく続けられるようになりました．それらの医学的な問題点をもった多くの患者が歩いて歯科診療所に通院しているのが現状であり，今後ますますこの状況は拡大していくことでしょう．また在宅歯科診療は診療室に自力で通院することができない患者が対象であり，当然その患者の身体維持機能は通院患者より低い状態です．在宅での歯科治療は診療室よりもはるかに高いリスク因子が潜んでいます．第2の診断は直接大きなエラーに結びついています．

　歯科治療の多くは交感神経の緊張から生体の機能に負の反応をもたらします．負の反応を最小限ですませるために「全身的疾患の重症度」や「患者の予備力」を評価するための眼力は欠かせません．著者らが専門としてきたオーラルメディシンは口腔と全身の相互の関連性を病態学を中心に注目する分野ですが，広義では歯科医師にとっての基本的診療態度の根底を支える分野でもあります．すなわち歯科医師の誰もが適切な第2の診断を自然に行えるようになることを学ぶ分野です．

　本書はそれを目的として，歯科診療所に通院してきた患者からチェアーサイドにおいて，どのような方法を駆使して第2の診断にかかわる情報を得たら良いのかをわかりやすくまとめました．歯科医師の誰もがもっていてほしいオーラルメディシンの視点と言えるでしょう．本書の内容を多くの歯科医師が大上段に構えず，無意識に行えるようになることが，今後の歯科医療への期待に応える結果につながると考えています．

　最後になりましたが，著者らがいつも発信している内容に目を向け，少しでも多くの第一線の歯科医師にその内容を知ってもらうために本書を企画し，読みやすくまとめていただいたクインテッセンス出版株式会社社長の北峯康充氏と第2書籍編集部の大塚康臣氏に御礼を申し上げます．

2016年3月

東京歯科大学口腔病態外科学講座

片倉　朗

監著者略歴

片倉 朗 (かたくら　あきら)
東京歯科大学口腔病態外科学講座教授

1985年　東京歯科大学卒業
1991年　東京歯科大学大学院修了 歯学博士
2003年
〜　　　UCLA 歯学部口腔外科・医学部頭頸部外科に留学
2004年
2008年　東京歯科大学 口腔外科学講座准教授
　　　　東京歯科大学大学院「がんプロフェッショナル養成プラン」コーディネーター
2009年　東京歯科大学 口腔健康臨床科学講座口腔外科学分野准教授
2011年　東京歯科大学 オーラルメディシン・口腔外科学講座教授
2015年　東京歯科大学口腔病態外科学講座教授

●主な所属学会・資格
・日本口腔外科学会，日本老年歯科医学会，日本口腔診断学会，日本顎顔面インプラント学会，日本有病者歯科医療学会，日本口腔腫瘍学会，日本顎関節学会，日本感染症学会など
・日本口腔外科学会指導医，日本老年歯科医学会指導医，日本口腔診断学会指導医，日本顎顔面インプラント学会指導医，日本がん治療認定医機構暫定教育医(歯科口腔外科)　日本有病者歯科医療学会指導医，日本口腔腫瘍学会暫定指導医，日本顎関節学会暫定指導医，ICD 制度協議会インフェクションコントロールドクターなど

著者略歴

野村 武史 (のむら　たけし)
東京歯科大学オーラルメディシン・口腔外科学講座教授

1995年　東京歯科大学卒業
1999年　東京歯科大学大学院修了 歯学博士
2009年　ブリティッシュコロンビア大学歯学部 post doctoral fellow として研究留学
2011年　がんプロフェッショナル養成基盤推進プランコーディネーター
2013年　東京歯科大学口腔外科学講座准教授
2014年　東京歯科大学口腔がんセンター准教授
2015年　東京歯科大学オーラルメディシン・口腔外科学講座教授

●主な所属学会・資格
・日本口腔外科学会，日本口腔内科学会，日本口腔科学会，日本老年歯科医学会，日本口腔診断学会，日本有病者歯科医療学会，日本口腔腫瘍学会，日本顎顔面インプラント学会など
・日本口腔外科学会指導医　日本がん治療認定医機構がん治療認定医(歯科口腔外科)

佐藤 一道（さとう　かずみち）
東京歯科大学オーラルメディシン・口腔外科学講座准教授

1998年　東京歯科大学卒業
2002年　東京歯科大学大学院修了 博士（歯学）
2004年　東京歯科大学オーラルメディシン講座助手
2010年　東京歯科大学口腔がんセンター講師
2014年　UCLA 歯学部オーラルメディシン・口腔顔面痛科　Visiting Scholar
2015年　東京歯科大学オーラルメディシン・口腔外科学講座講師
2016年　東京歯科大学オーラルメディシン・口腔外科学講座准教授

●主な所属学会・資格
・日本口腔外科学会，日本口腔診断学会，日本口腔内科学会，日本睡眠学会，日本睡眠歯科学会，日本口腔顔面痛学会，日本口腔腫瘍学会，日本頭頸部癌学会，日本癌治療学会など
・日本口腔外科学会指導医，日本睡眠歯科学会指導医，日本口腔顔面痛学会指導医，日本睡眠学会認定歯科医師，日本がん治療認定医機構認定医（歯科口腔外科），日本口腔診断学会認定医

澁井 武夫（しぶい　たけお）
東京歯科大学オーラルメディシン・口腔外科学講座講師

1999年　日本歯科人学卒業
2003年　日本歯科大学大学院修了 博士（歯学）
2005年　東京歯科大学口腔外科学講座助手
2011年　東京歯科大学口腔外科学講座講師
2011年　中国北京大学口腔医学院 clinical fellow
2013年　東京歯科大学オーラルメディシン・口腔外科学講座講師

●主な所属学会・資格
・日本口腔外科学会，日本口腔内科学会，日本口腔科学会，日本口蓋裂学会，日本顎変形症学会，日本歯科薬物療法学会，アジア口腔外科学会
・日本口腔外科学会専門医，国際口腔顎顔面外科専門医

Chapter 1
口腔内科学（オーラルメディシン）を必要とする時代がやってきた ⑨

Chapter 2
現在の歯科診療とこれからの 歯科診療との違い ⑲

Section 1. 診療室へ入る前に ㉑

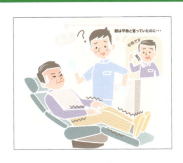

Section 2. 口腔内を診る前に ㊴

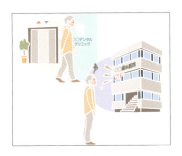

Section 3. 口腔内を診るときに（隠された疾患はないか？）53

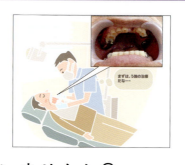

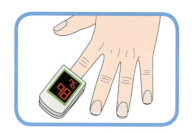

装丁：サン美術印刷株式会社

表紙イラスト：山川宗夫

イラスト：飛田　敏／山川宗夫

Chapter 1

口腔内科学（オーラルメディシン）を必要とする時代がやってきた

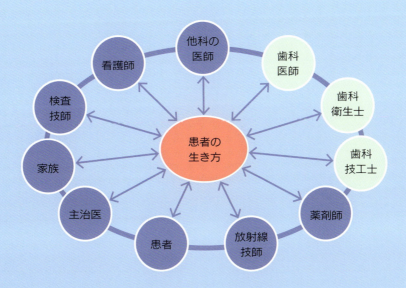

はじめに

　歯科医師にとって，う蝕や歯周病，補綴治療はもっとも本質的なもので，歯科医療の根本です．しかし平成26年度の学校保健統計調査で12歳のDMF歯数は過去最低を更新し，1.00本になり修復治療，補綴治療の頻度は減少する傾向にあります．その一方で，現在直面している超高齢社会では疾病構造が変化し，歯科においても患者のニーズは多様化して患者のライフステージを通じた口腔のcureからcareへの転換が求められています．

Ⅰ．超高齢社会における歯科医療のニーズはどこにあるか

1．地域包括ケアにおけるかかりつけ歯科医の役割

　2025年の人口問題を受けて地域包括ケアを軸とした医療と介護の一体改革が進められています．地域包括ケアにおける歯科医療の責務は要介護者の口腔機能のリハビリテーション，介護予防プログラムの一貫としての口腔機能の維持ならびにケアなどがあります．

　これらの対象となる患者の多くは医学的問題点を有しており，安全な歯科医療サービスの提供にはリスク評価とその対応が重要です．

　平成25年の国民生活実態調査では，歯科疾患の有病率は男女とも加齢にともない増加しています．若年者では「歯が痛い」すなわち「う蝕」，青年・壮年期では「歯肉の腫れ・出血」すなわち「歯周病」での受診が多いのですが，70歳を超えた老年期になると「噛みにくい」，すなわち「咬合異常，咀嚼・嚥下の異常」が急速に増加しています（**図1**）．しかし，同じ集団での通院率は70歳代で増加していますが，80歳以降は極端に減少しています（**図2**）．

　これは歯科的な問題を有する患者が健康上の理由から歯科診療所への通院が困難になったからだと推測されます．在宅療養・介護施設への入所・入院加療中などが含まれますが，超高齢社会での歯科医療の高いニーズは実はここに潜在していることが読み取れます．

　直接，必要があるにもかかわらず歯科診療所を受診することができない患者への歯科医療の提供はますます重要性を増し，ニーズも高くなることはこの調査結果からも明らかです．

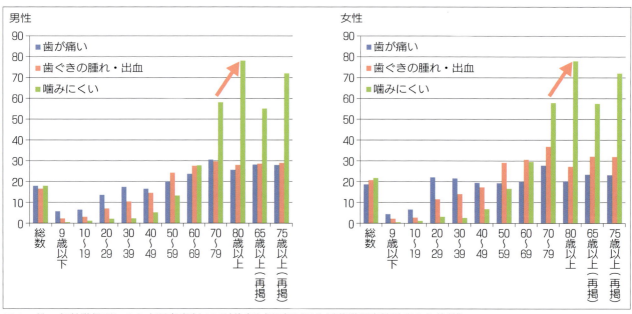

図1　性・年齢階級別にみた有訴者率（人口千対）（平成25年国民生活基礎調査統計表より抜粋）．

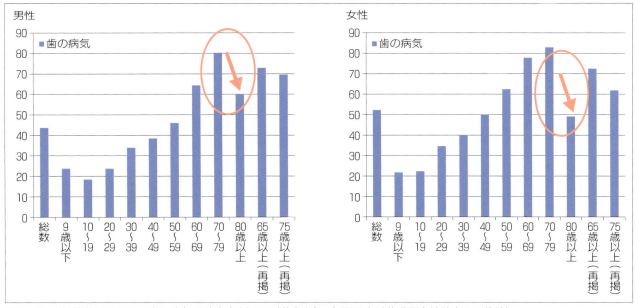

図2 性・年齢階級別にみた歯の病気通院者率（人口千対）（平成25年国民生活基礎調査統計表より抜粋）.

2．ほかの医療職・介護職と連携して医療・介護のなかで歯科医療を提供

　このような患者を対象とする場合，地域医療，とくに在宅訪問の歯科診療では患者のケアを担当する多くの職種との多職種連携が重要であり，歯科医師はそのなかで医療・介護の共通言語を理解して，歯科医師の立場からのアドバイスと摂食・嚥下リハビリテーションや栄養をはじめとした全身的管理に関する知識を駆使して診療にあたる必要があります（図3，4）.

　医師・看護師を中心としたほかの職種と連携する場合は情報を共有したうえでのコミュニケーションが重要です．チームのスタッフ全員が治療内容・方針を理解しなくてはなりません．そのために問題指向型診療録（POMR：problem oriented medical record）で記載されたカルテや検査データ，病院のサマリーなどから患者の病状などを読み取り，それを評価する知識を身につけ，歯科医師として何を行うことが患者の QOL の向上につながるかを計画できる力を習練しなければなりません.

3．内科学の知識をもって安全，良質な歯科医療のための評価をする

　歯科医師にとって医学的知識の吸収の重要性は社会の高齢化とともに日々求められるようになっています．また，多くの生活習慣病で口腔機能や口腔内細菌との関連性が科学的にも検証され，医師からも歯科と全身的な問題のかかわりについては注目されています.

　今や歯科医師はがん，心臓病，糖尿病，脳血管疾患などの高齢者に多い一般的な疾患については，それらの病態生理や症候学，検査，診断などの知識を備える必要があります.

　口腔に生じている疾患や機能障害の病因，治療計画，予後は患者の全身的な評価も加味して行われなければなりません．歯科医師にとって内科学は実践的な領域ではありませんが，医療人として歯科医師が必要な医学常識の多くを内科学から学ぶことができるのです.

4．これからの「かかりつけ歯科医」の条件とは

　それでは地域医療を担う「かかりつけ歯科医」の要

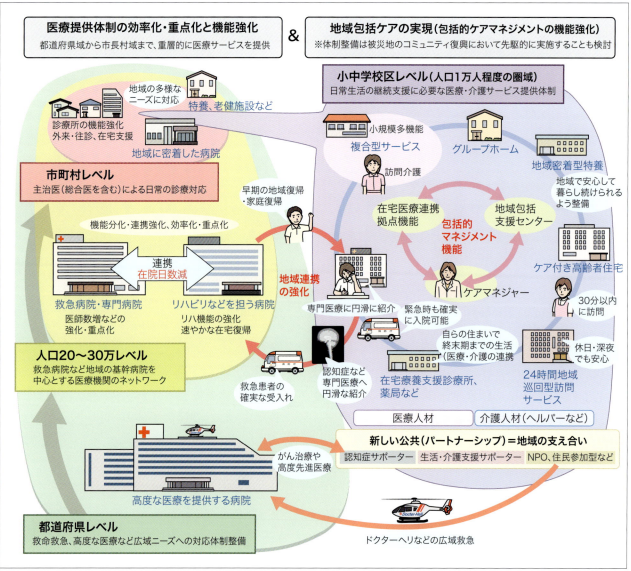

図3 医療・介護の提供体制の将来像．機能分化し，重層的に住民を支える医療・介護サービスのネットワークが構築される（参考：第10回社会保障改革に関する集中検討会議資料：2011.6.2）．

件とはどんなものでしょう．

図5に日本歯科医師会が提言した「かかりつけ歯科医」として求められる業務を示します．地域在住の患者の多様化する状況に個別に対応して，医療の一部として歯科医療を展開することをその機能としています．歯科のこれからの課題は「老年期に至っても口から食べられる機能を維持させること」です．

「ローマは1日にして成らず」，老年期に健常な口腔機能を維持するためには，幼児期からの「ライフステージを通じての食を中心とした口腔機能の管理」（図6）が重要です．

5．予防型医療へのパラダイムシフト

世界に誇れるわが国の医療保険制度は，病気にならないと医療が始まらないという制度でした．したがって患者が増えるほど医療機関の収益があがる仕組みです．これでは健康長寿をまっとうできる社会は実現できません．また，加齢にともない1人当たりの医療費は増加する一方で，85歳以上では1人あたり年間100万円を超えています（図7）．

超高齢社会となり，わが国の医療はこれまでの「トラブルシューティング型の医療」から「予防型の医療」へ舵が切られています．これは健康リスクの情

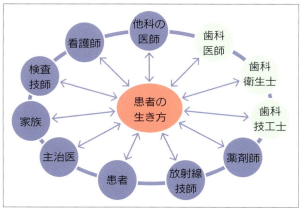

図4　チーム医療のこれからの1例.(昭和大学横浜市北部院長，呼吸器センター中島宏昭教授資料より引用改変).

①患者個人のニーズに対応した健康教育・相談

②必要とされる歯科医療への対応

③チーム医療実践のための連携および紹介または指示

④要介護高齢者・障がい者への適切な歯科サービスの提供

⑤福祉施設や在宅患者に対する歯科医療・訪問指導

⑥定期的なプロフェショナルケアを基本とした予防管理

図5　これからの「かかりつけ歯科医」の機能.

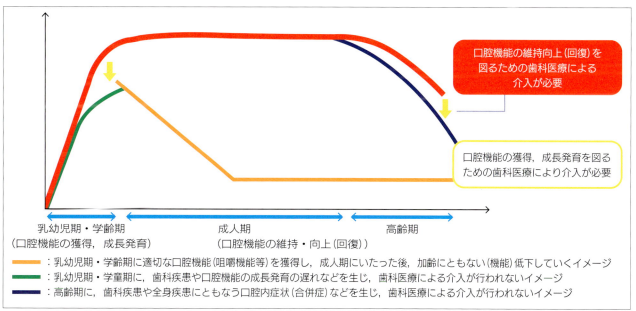

口腔機能の維持向上(回復)を図るための歯科医療による介入が必要

口腔機能の獲得，成長発育を図るための歯科医療により介入が必要

乳幼児期・学齢期
（口腔機能の獲得，成長発育）　　　　成人期　　　　　　高齢期
　　　　　　　　　　　（口腔機能の維持・向上(回復)）

━━　：乳幼児期・学齢期に適切な口腔機能(咀嚼機能等)を獲得し，成人期にいたった後，加齢にともない(機能)低下していくイメージ
━━　：乳幼児期・学童期に，歯科疾患や口腔機能の成長発育の遅れなどを生じ，歯科医療による介入が行われないイメージ
━━　：高齢期に，歯科疾患や全身疾患にともなう口腔内症状(合併症)などを生じ，歯科医療による介入が行われないイメージ

図6　加齢による口腔機能の変化のイメージ.

報を共有することで予測できる病気の発生を未然に防止し，そのゴールを「ケアによる健康の維持」とするものです．

　患者が減少すれば，当然，医療費の軽減が見込めます．健康の維持は「食べること」が基本です．健全な食生活の維持は多くの健康増進に寄与します．歯科医師もこの医療のパラダイムシフトに乗るために健康リスクの情報を共有できるコンピテンシー(医師や歯科医師の日々の活動や役割にかかわってくる基本となる能力，知識，技能，行動の組み合わせ)が必要です．

6．歯科医師が習得すべき新たな視点

　今後の歯科医療に求められる大きな柱は2つであると考えます．ひとつは「歯科からの健康長寿への貢献」です．平成25年の0歳の平均余命は男性が80.2歳，女性が86.6歳です(厚生労働省簡易生命表による)．超高齢社会となった今，「8020」は「9016」に移りつつあると考えます．高齢者が今よりさらに10年間「口から食べる」ことを維持することが，これからの歯科医療の課題の1つであると思います．

　約60兆の細胞からなる身体のどの部分も「食→血液→細胞」の流れにあり，また腸管は最大の免疫臓

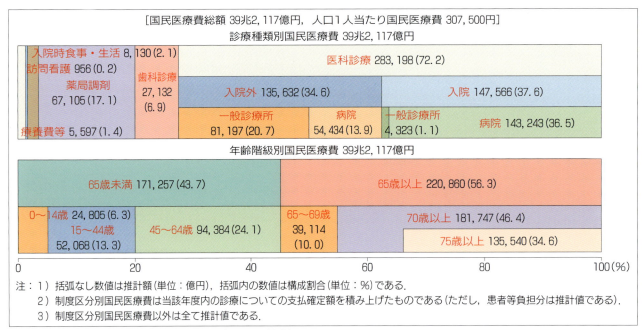

図7　厚生労働省国民医療費の概況（平成24年厚生労働省）.

表1　がん治療と口腔に関連する症状

	がん化学療法		放射線療法 （照射野に口腔を含むもの）		がん周術期	緩和ケア
治療方法	大量化学療法 造血幹細胞移植を 含む	一般的がん 化学療法	放射線治療単独	化学放射線療法	外科手術	がん終末期
治療実施 形態	入院	入院 外来	入院 （外来）	入院	入院	入院 在宅
口腔内に 起こる 合併症	・口腔粘膜炎 ・歯性感染症 ・カンジダ， 　ヘルペス感染 ・味覚異常 ・GVHD ・口腔乾燥症	・口腔粘膜炎 ・歯性感染症 ・カンジダ， 　ヘルペス感染 ・味覚異常 ・口腔乾燥症 ・BP製剤による 　顎骨壊死	・口腔粘膜炎 ・歯性感染症 ・カンジダ， 　ヘルペス感染 ・味覚異常 ・放射線性う蝕 ・顎骨壊死 　骨髄炎	・口腔粘膜炎 ・歯性感染症 ・カンジダ， 　ヘルペス感染 ・味覚異常 ・放射線性う蝕 ・顎骨壊死 　骨髄炎	・術後創部感染 ・術後肺炎 ・挿管時の歯牙 　脱落，破折	・口臭（不衛生） ・歯性感染症 ・味覚異常 ・口腔乾燥症 ・誤嚥性肺炎 ・義歯不適合 ・カンジダ， 　ヘルペス感染

器です．したがって「口から食べる」ことなしに造血と免疫は維持できません．また，家族や友人などの「仲間と一緒に食べる」ということは人や社会とのつながりを維持するための重要な要素です．歯科医師には，生理学的老化による摂食・嚥下など口腔がもつ機能低下を最小限にくいとめること，生活習慣病・誤嚥性肺炎・認知症などの予防に貢献することが求められています．

　もうひとつは疾病の加療中の患者に対する支持療法としての歯科の立場も重要性です．とくにがん患者の療養に際して口腔の専門的ケアを行って合併症を回避することを目的とした周術期口腔機能管理は，厚生労働省の委託事業として日本歯科医師会が受託しています．

　しかし，歯科を併設する病院は病院全体の約25%に過ぎません．2人に1人ががんに罹患する現在，一般の歯科医師がこれを担わなければ十分にこの機能を果たすことはできません．都道府県の歯科医師

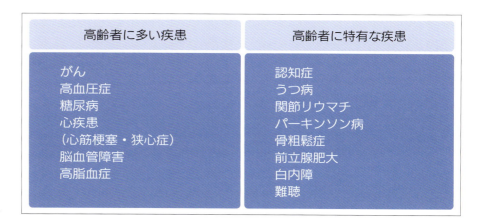

高齢者に多い疾患	高齢者に特有な疾患
がん 高血圧症 糖尿病 心疾患 （心筋梗塞・狭心症） 脳血管障害 高脂血症	認知症 うつ病 関節リウマチ パーキンソン病 骨粗鬆症 前立腺肥大 白内障 難聴

図8 高齢者に多くみられる疾患.

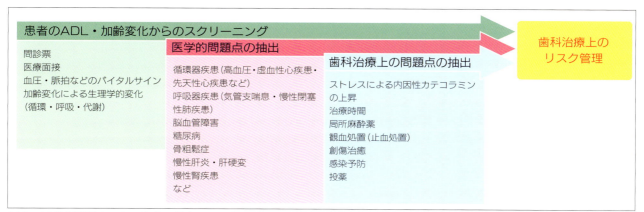

図9 医学的問題点がある患者を診察する思考プロセス.

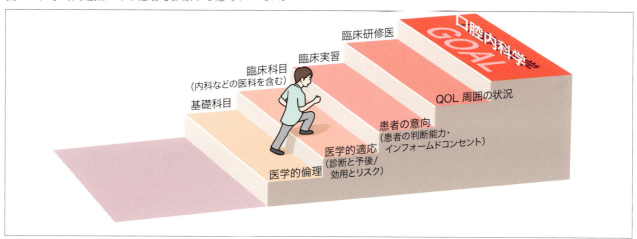

図10 時代に即した到達目標での生涯研修.

会がその中心となって普及を図っています．今後は歯科医師であってもがんの基本的な病態と治療，それにともなう合併症の知識をもたなくてはなりません（**表1**）．

以上のことから歯科医師は解剖学，生理学，病理学などの基礎医学・歯学，歯科リハビリテーション学などを含めた臨床歯科医学はもとより，内科学，栄養学，医療管理学，老年社会学など幅広い知識を統合して考える力を培う必要性が増してきています（**図8〜10**）．

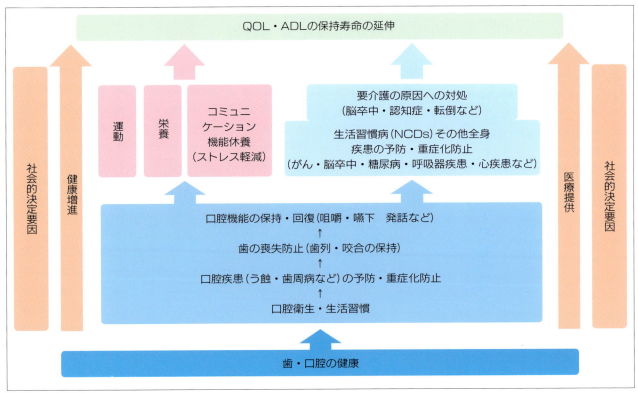

図11 歯科医療・口腔保健と健康長寿との関連（日本歯科医師会雑誌. 66(10)：2014より引用改変）.

Ⅱ．口腔内科学（オーラルメディシン）とは

1．口腔内科の必要性

　歯科医師は口腔領域を専門領域とし，そのなかでも第一に歯と，その支持組織を中心とした病態（う蝕・歯周病・咬合機能）に目を向けた診療が中心です．従来の歯科医療のなかで「口腔内科学的なもの」が必要であることは多くの歯科医師が感じていましたが，それは主に口腔外科の専門分野の１つとして扱われてきました．

　超高齢社会となった現在，歯科においてもその疾病構造や求められる医療サービスの内容は大きく変化し，その対象となる人が全身的にさまざまな問題点を有することはしばしばです．

　一般の歯科臨床の場においても，医学的に問題点がある患者に対しての治療は特別なものではなくなっています．それに加えて医療技術の発達により，

歯科医療を行ううえで，正確な診断や安全な治療のために多くの全身的かつ詳細な情報が必要になっています．

　また歯と歯支持組織疾患以外の病態，すなわち口腔粘膜疾患，口腔乾燥症，舌痛症，全身的な疾患の口腔症状，さまざまな疾患の治療によって惹起される口腔症状など，歯科で扱う病態自体が複雑になっていることで「口腔内科」の必要性が明確になってきました．

　オーラルメディシンは欧米では早くから確立された歯科の専門分野です．そのさきがけは1925年にアメリカのタフツ大学歯学部にその研修コースが設立され，その後に病理学や皮膚科などの医科と共同して全身を俯瞰した歯科医療を展開することを目的とした講座が構築されたことが嚆矢です．

　海外での口腔内科はオーラルメディシンと呼称され，大きく３つの内容を担っています．まず，口腔・顎・顔面領域の非歯原性の病態に対する診断と歯科

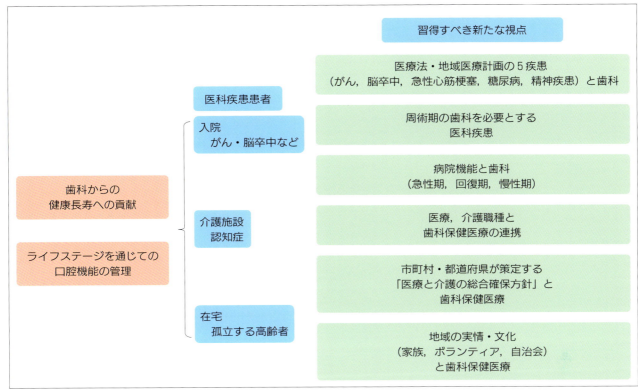

図12 超高齢社会の歯科医療提供の新たな視点.

の範疇で対応できる薬物治療・理学的治療を中心とした治療，尋常性天疱瘡，Behçet 病，口腔扁平苔癬，口腔カンジダ症などの口腔粘疾患の治療，口腔癌の診断や前癌病変の経過観察です．

　2 つ目は医学的にリスクのある患者（medically compromised patients）の口腔の状態の評価です．

　3 つ目は三叉神経痛，顎関節異常などの非歯原性の慢性口腔顎顔面痛への対応です．

　日本における従前の口腔内科の分野（欧米ではオーラルメディシン）は，1983 年までは歯学部の教授要綱（現在のコア・カリキュラム）で歯科保存学と同様の口腔治療学分野として扱われてきました．

　実際は，口腔診断，口腔粘膜疾患，口腔顎顔面疼痛，全身と口腔疾患の関連などについて，口腔外科学や口腔診断学の分野がその教育と診療にあたっていました．これらの内容を教育・研究・診療で体系的に実践することを目的に 1981 年に東京歯科大学に「オーラルメディシン講座」が設立されました．

　2000 年以降，国内の歯学部に口腔内科を主体とする講座が設立され，その内容は疾病構造の変化に帯同し，今では顎・口腔領域に関連するあらゆる疾患を診断・治療の対象とし，全身的な評価のもとに器官や機能温存のための内科的手段で治療をすることを特徴とする分野となっています．

　2011 年 9 月には（社）日本口腔内科学会が設立され，「口腔内科とは歯科患者の口腔だけに視点を向けず，大局的な立場に立ち全身的背景を考慮して口腔疾患を診断し，外科的アプローチを主体とせずに口腔疾患の治療にあたる分野」と定義しています．

2．口腔内科の臨床のプロセス

　生活環境と疾病構造の変化にともなって，歯科でも内科的アプローチと外科的アプローチの双方が必要となっています．口腔内科は綿密な診察と検査による正確な診断と治療，さらに治癒したときの検証というプロセスを重視します．

　元来，歯科は外科的なアプローチ（診断と結果への対応のための手技・技術）が主体となっていたことから技能の教育にその主体がありました．しかし，生理生体反応，感染症，内分泌，代謝などの知識をもって病因を究明して薬物療法・理学療法・運動療法などの内科的療法を適応するべき口腔乾燥症などの病態も存在します．

　口腔軟組織疾患，口腔の機能低下にともなう疾患，全身的背景をもつ口腔領域の疾患，さらにはその背景因子となる内科疾患の病態を最新の情報をもって体系的に構築して治療にあたることがきわめて重要です．それを実践することで医療・介護の現場での医科と歯科の連携が実現できるのです．

　2025年を到達目標とした医療制度改革のなかで「超高齢社会」「地域包括医療」「チーム医療」「医科歯科連携」がキーワードとなっています（**図11,12**）．医療と介護のボーダーレス化に呼応して医科と歯科が一元化されつつある医療現場のなかで，口腔内科の眼をもった患者へのアプローチは歯科医師が備えるスキルと考えられます．

Chapter 2

現在の歯科診療と
これからの歯科診療との違い

「がん」と「癌」の違い

「がん」は悪性腫瘍全体を示す用語であり，「癌」は上皮性の悪性腫瘍に用いる用語である．

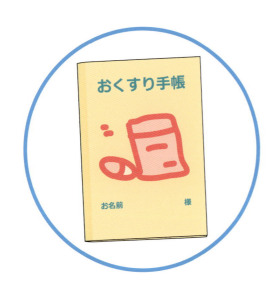

Section　1

診療室へ入る前に

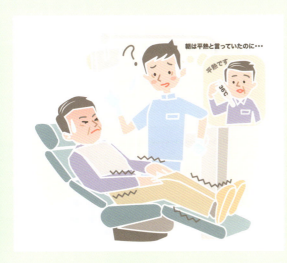

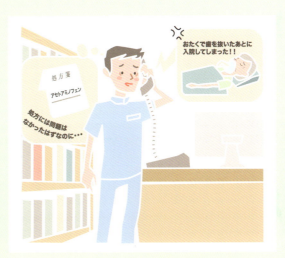

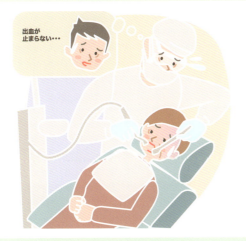

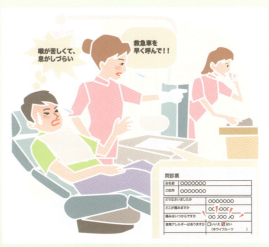

Section 1．診療室に入る前に

①体温測定をしてもらっていますか？

●なぜ体温測定を行うのか？

　ヒトは恒温動物であり，つねに体温を一定に保っています．日本人の成人腋窩温は36.9℃[1]ですが，炎症性疾患やウイルス性疾患に罹患しているときなどには体温は上昇します．

　歯科診療所で対応可能と思われる程度の智歯周囲炎でも，体温が37℃と39℃の場合ではその対応は異なります．37℃であれば「抗菌薬の投与と必要に応じて切開排膿…」といったように通常の対応でも構いませんが，39℃のときには炎症が重症化しつつある危険性を考え，高次医療機関に検査と診療を依頼すべきです．言い換えれば，体温測定をしないで，処置すると急に症状が重篤化することがあります．

　急性の化膿性炎であれば，1日単位どころか，数時間単位で病状は変化します．高温で熱いといっていた患者が，突然，寒いと訴え始め，振戦が生じることもあります．いったい何が原因なのでしょうか．

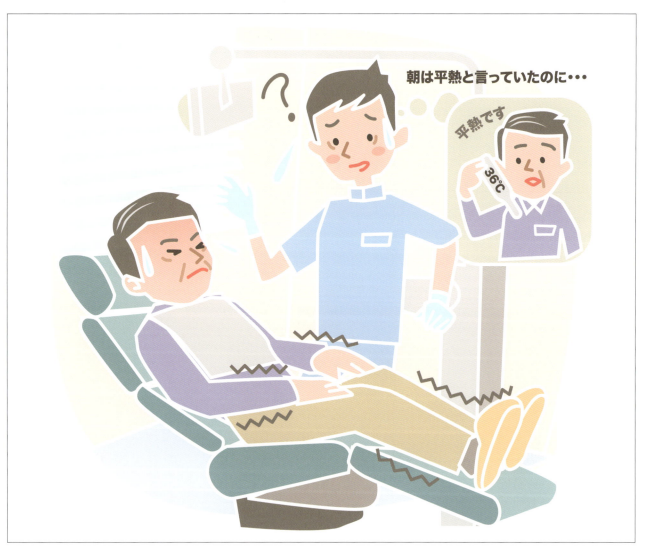

●体温測定が必要な理由（体温測定からわかること）

1．発熱の原因

　病的な体温変化は，低体温と高体温に分けられます．持続的な低体温を呈する疾患としては甲状腺機能低下症，慢性消耗性疾患などが挙げられ，急速な低体温は外傷，大出血，末梢循環不全の場合に認められます．

　高体温を示す疾患としては，感染症，悪性腫瘍，膠原病，アレルギー，血液疾患，内分泌疾患などが挙げられます．体温の変動のことを熱型といいますが種々の特徴的な熱型を**図1**に示します．

　本項の症例の患者は全身的な影響が出るまで症状が重症化していたと考えられます．日内変動が1℃以内で平熱まで下がることのない熱型です．このような熱型は弛張熱とされ診断に有用です．

2．口腔粘膜疾患との関連

　歯科外来で治療に難渋する疾患としては口内炎をはじめとする口腔粘膜疾患でしょう．単純なアフタ性口内炎のみでは発熱はともないませんが，発熱をともなう水疱形成性の口内炎では何らかのウイルス感染による口内炎を疑います．また，薬疹の症状の一部分が口腔内に症状を呈することも少なくありません．

　単純に「口内炎に副腎皮質ステロイド軟膏」というような原因を特定しない対処療法処置は適切な対応とはいえません．口内炎発症の原因を調べましょう．そのような際にも体温は重要な診断のための資料となるのです．

　来院時の体温だけでなく最近の体温の推移，日内変動なども確認します．口腔内科的な診断を進めるうえで非侵襲的かつ簡便，低コストである検温は必須項目です．

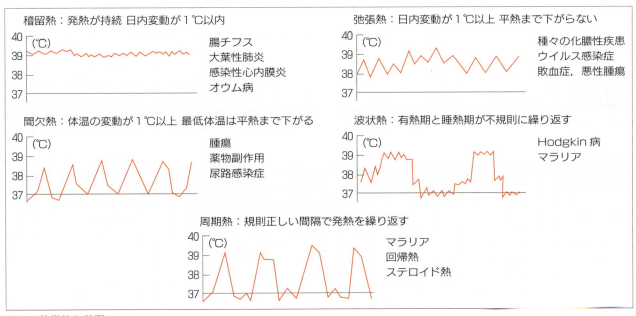

図1　特徴的な熱型.

参考文献

1.　Aihara H, Arai N. Tympanic temperature of healthy Japanese. Yokohama Medical Bulletin. 1994；45(3〜4)：69-75.

Section１．診療室に入る前に

②血圧測定をしていますか？

●なぜ血圧測定を行うのか？

通院歴の長い患者．動揺度３度の保存不可である歯も本人の希望で，今まで抜歯せずいましたが，動揺と疼痛が著しくなり，局所麻酔で抜歯をすることになりました．普段は饒舌な方なのですが，抜歯となるとさすがに口数が少なくなり，緊張しているのが術者にも伝わってきます．

局所麻酔を施行し，抜歯も簡単にすみ，縫合して終了だと思っていたら，出血が続きなかなか止血できません．焦って緊密に縫合しようと強い力で糸を締めると脆弱となった歯肉はすぐに裂けてしまいます．患者の不安も高まり，「気分が悪い」と訴えはじめました．いったい何が原因なのでしょうか．

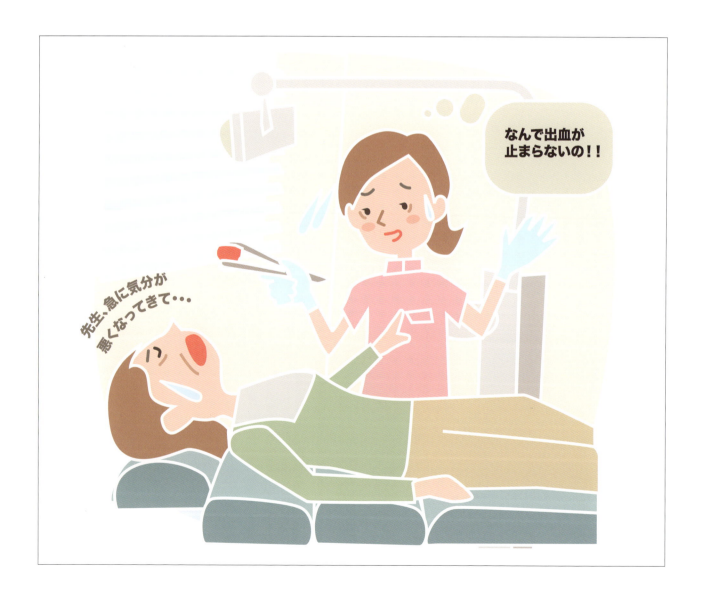

●血圧測定が必要な理由（血圧測定からわかること）

1. ほとんどの歯科治療は外科処置に分類される

病院で手術を受ける際に血圧を含むバイタルサインを一切確認せずに，手術が施行されることはあるのでしょうか．現在の医学常識においてはありえません．歯科においても同様です．

2010年国民健康・栄養調査によると，30歳以上の日本人男性の60％，女性の45％が高血圧でした．治療率は，過去30年間で上昇を続けており，60歳代男女で50％以上，70歳代男女で60％以上となっています[1]．しかし裏を返せば60歳代で40％，70歳代で30％程度は未治の高血圧の患者が存在するということです．

2. 出血のリスク

歯科治療にともなう合併症としては出血のリスクがあります．これは抜歯後の出血に限ったことではありません．高血圧の患者で歯周病を放置していた場合に歯肉からの自然出血をともなうことがあります．抗凝固薬や抗血小板薬を服用している場合にはさらにそのリスクが高まります．

3. 高血圧緊急症

持続した高血圧を呈しているのではなく，急激な血圧の異常上昇により脳，心臓，腎臓および大血管に急性臓器障害が生じている状態であり，頭痛，悪心，嘔吐，意識障害などの症状を呈し脳血管障害，狭心症・心筋梗塞などに至る危険性があります（表1，2）．

痛みをともなうことの多い歯科治療は患者にとっては緊張することが多く，容易に血圧の上昇が予想されます．このような理由から，歯科治療中に発作が起こらないようにするためにも問診票に高血圧との記載の有無とは別に処置時の血圧測定は必須なのです．

表1 高血圧緊急症の症状

自覚症状	頭痛，悪心・嘔吐，視覚障害，胸痛，背部痛，呼吸困難
他覚症状	麻痺，意識障害，痙攣，発汗，チアノーゼ

表2 高血圧にともなう合併症

脳出血・脳梗塞
くも膜下出血
狭心症・心筋梗塞
うっ血性心不全
大動脈解離
致死的不整脈

参考文献

1. 日本高血圧学会 高血圧治療ガイドライン作成委員会（編集）．高血圧症ガイドライン2014．東京：ライフサイエンス出版．2014．

Section 1. 診療室に入る前に

③脈拍測定をしていますか？

●なぜ脈拍測定を行うのか？

患者は22歳の女性．智歯周囲炎で抜歯を行うこととなりました．体温は36.6℃で急性の炎症性の所見はなく，血圧は98/52mmHg です．はじめての智歯の抜去で少し緊張しているようです．

術前に抜歯後の腫脹や疼痛，オトガイ神経知覚異常などの偶発症の可能性について説明した際に呼吸が少し早くなりました．「脅かしすぎたかな」と思いつつも局所麻酔を注入したところで呼吸がさらに速くなり，苦しさを訴え始めました．ここで歯科衛生士がパルスオキシメーターを装着しましたが，酸素飽和度は，100%で酸素不足ではありません．「なぜ苦しいのか」と思案中，脈拍数は132回/分との表示．いったい何が原因なのでしょうか（パルスオキシメーターに関しては Chapter 2・Section 3「⑦いきなりラバーダム防湿をして，治療を始めてはいませんか？」を参照）.

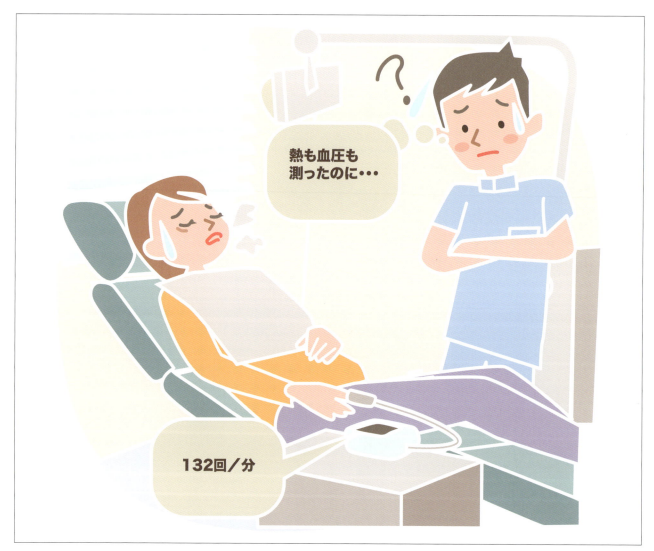

●脈拍測定が必要な理由（脈拍測定からわかること）

1．過換気症候群

　本症例においては過換気症候群を引き起こしたものと考えられます．過換気症候群はその名のとおり換気量が増大して，必要以上に血液中の二酸化炭素濃度が低下してしまうために酸素が充足していても呼吸困難感を訴えますが，脈拍数の増加もともないます．

　しかし，エアタービンや超音波スケーラーなどの器材を用いている歯科診療室内においては呼吸音の確認は困難です．胸の上下運動で確認することもできますが，治療用テーブルで上半身が隠れている場合などはやはり困難です．

　麻酔開始前に脈拍数を確認し，緊張の程度を確認しておけば本症例のような事態は回避できたのかもしれません．

2．脈拍の観察事項

　脈拍は心臓収縮期に大動脈内は急激に駆出された血液により生じる波動が，末梢側へ伝播されておこる動脈壁の拍動です．その観察項目を**表1**に示しますが，歯科臨床においてとくに重要なものは脈拍数とリズムの確認です．

　ちなみに成人男性の安静時平均値は60〜80回/分，女性で70〜90回/分，小児では出生時130回/分で3歳までは100回/分以上です．脈拍数の異常と鑑別疾患を**表2**に示します．

3．脈拍を測定

　脈拍を測定するには触診で確認するか，モニターを使用するかになります．前述のパルスオキシメーターでも酸素飽和度と同時に脈拍も測定可能ですが，心電図で確認するのがもっとも理想的です．

　脈拍測定時のポイントとしては単純な脈拍数だけでなく，脈の不正，つまり不整脈をスクリーニングすることが重要です．もし，初診時に触診などで脈の乱れを触知したら心電図での精査のため内科医との連携する必要があります．

表1　脈拍の観察

①脈拍数：頻脈と徐脈	⑤緊張：高脈と軟脈
②リズム：整脈と不整脈	⑥血管壁の性状
③大きさ：大脈と小脈	⑦左右差の有無
④遅速：速脈と遅脈	

表2　脈拍数の異常と鑑別疾患

①脈拍数≧100（回/分）	過運動心状態：甲状腺機能亢進症
	1回心拍出量の減少によるもの：心不全，心筋炎，ショック
	交換神経興奮性の薬物
②脈拍数≫100（回/分）	発作性に発来するもの：上室頻拍
③脈拍数<60（回/分）	洞機能の低下：洞不全症候群
	代謝の低下：甲状腺機能低下症
	薬物：β遮断薬，Ca拮抗剤，ジギタリス製剤
④脈拍数≪60（回/分）	心室期外収縮性の二段脈（脈拍欠損をともなう）
	洞房ブロック
	高度洞徐脈
	高度房室ブロック

Section 1．診療室に入る前に

④お薬手帳の内容を診療前に確認していますか？

●なぜお薬手帳の内容を診療前に確認するのか？

患者は86歳の女性．胃潰瘍の既往歴あり．来院時のバイタルサインは問題なし．歯根の破折を認めたので，抜歯を行いました．術中・術後に体調の変化はなく治療は順調に終了しました．抗菌薬は通常量を処方，鎮痛剤はジクロフェナクナトリウムでは胃潰瘍を悪化させる可能性があるためにアセトアミノフェンを処方し，その日の診察は終了しました．

翌日の消毒は足腰に不自由があり，簡単な抜歯だからと省略しましたが，1週間後の抜糸の予約時に来院しません．2週間後に患者の家族から「歯を抜いたあとに熱が出て敗血症と診断され，入院している」と連絡がありました．いったい何が起ったのでしょうか．

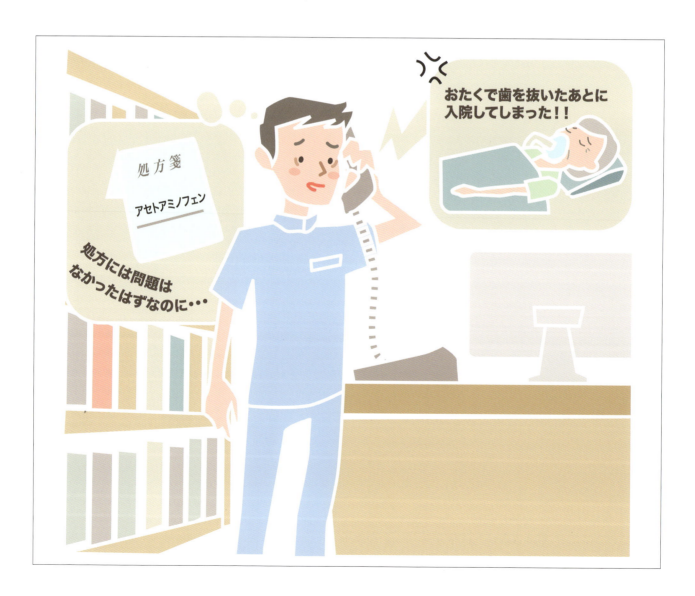

●お薬手帳からわかること

1．病名を告知されていない場合もある

あらためてお薬手帳を確認してみると「TS-1®」と記載されている処方薬がありました．TS-1® は抗癌薬です．この患者は胃潰瘍ではなく「胃癌」だったのです．高齢の患者であれば本人の理解度や性格にもよりますが，悪性腫瘍を告知されていない場合や，理解できていない場合もあるでしょう．

抗癌薬の副作用のひとつに骨髄抑制があります．骨髄抑制が生じると白血球数が減少し，易感染性となり敗血症などの重篤な状態に移行してしまうこともあるのです．今回の抜歯においては，診療前にお薬手帳の内容をよく確認しておけば抗癌薬の服用が確認できたはずです．

抗癌薬の服用中であれば主治医に対診し，血液検査データなどを確認し，状態が安定していれば抜歯も可能です．もちろん白血球数だけでなく薬による機能低下を起こしやすい肝機能・腎機能などの悪化のないことも確認する必要があります．

2．お薬手帳の意義

お薬手帳には，①処方内容(調剤日 / 調剤薬局名 / 処方せん発行医療機関名・処方医 / 薬剤名 / 薬剤の用量・用法 / 処方日数 / 後発医薬品か，など)，②副作用歴，③アレルギー歴，④主な既往症などが記載されています．

処方をみれば，患者自身に病識がなくても，だいたいの病名を把握することが可能です．また対診の際にも医療機関名・担当医名が記載されているので，高齢の患者から直接聞くよりも短時間で確実でしょう．

カルテは病院で保管しているものですが，お薬手帳は患者本人が保管している服薬状況であり，処方箋のコピーといえます．そのために非常時の服薬確認にも大いに役立ちます．

3．歯科で処方する薬との相互作用を確認

歯科を受診する高齢者の患者の70% 以上が何らかの疾患を有し，そのうちもっとも多いのが高血圧や心疾患などの循環器系疾患で，抗血栓薬が投与されている場合があります．これらの患者には歯科治療自体のリスク管理と投薬に注意が必要です．

たとえば心房細動などの静脈性の血栓予防のために投与されていることが多いワルファリンカリウム(ワーファリン®)は，抗菌薬や非ステロイド性消炎鎮痛薬(NSAIDs)でその効果の増強が添付文書に記載されています．ワルファリンカリウムは効果に個人差があるため主治医により PT-INR(プロトロンビン時間国際標準比)が1.6～3.0の範囲で投与量が調整されています．先生方がもっとも処方する β-ラクタム系の抗菌薬，NSAIDs の投与によりこれが上昇することがあります．PT-INR が3.0を上回ると出血しやすい状態が強くなり肺や膀胱など臓器内で自然出血や軽度の外力で脳出血などを惹起し重篤な症状を引き起こすことになります．また口腔カンジダ症に適応があるミコナゾール(フロリードゲル®)なども同様です．これらの投与に際しては患者に相乗作用を説明し，注意を喚起して，必要最低限の期間の処方に留め，添付文書でほかの薬との相互作用を確認するべきです．

4．口腔の症状と処方薬の関連

処方薬の副作用として口腔に症状を呈している場合もあります．高齢者への投与が多い降圧利尿薬，向精神薬，抗パーキンソン薬などは唾液の分泌に関与するアセチルコリンの受容体に作用し唾液の分泌を抑制し，口腔乾燥を呈します．国内で汎用されている薬剤の700種類以上で副作用としての口腔乾燥が認められます．血圧降下薬のニフェジピン(アダラート®)，抗てんかん薬のフェニトイン(ヒダントール®，アレビアチン®)などは歯肉増殖症を呈することあり，また抗リウマチ薬として使用されるメトトレキサート(リウマトレックス®)は口腔粘膜の壊死が認められることがあります．薬剤の添付文書や粘膜病変を認めた場合には処方薬の副作用を調べるべきです．

Section 1. 診療室に入る前に

⑤糖尿病連携手帳の内容を診療前に確認していますか？

●なぜ糖尿病連携手帳の内容を診療前に確認するのか？

患者は43歳の男性. 内科医から歯科検診を勧められ来院しました. 問診票を記入してもらい, 糖尿病連携手帳も受付に出してもらいましたが, 先の患者の診療に忙しく, 糖尿病連携手帳は提出してもらったままでした.

患者は待ちくたびれたようで, 待合室で何度もあくびをしていました. その後トイレに行ったきりで, 10分以上経過しても戻ってきません. ドアをノックしましたが, 応答はありません. 不安に思いカギを開けトイレに入ると患者はなかで倒れていました. いったい何が原因なのでしょうか.

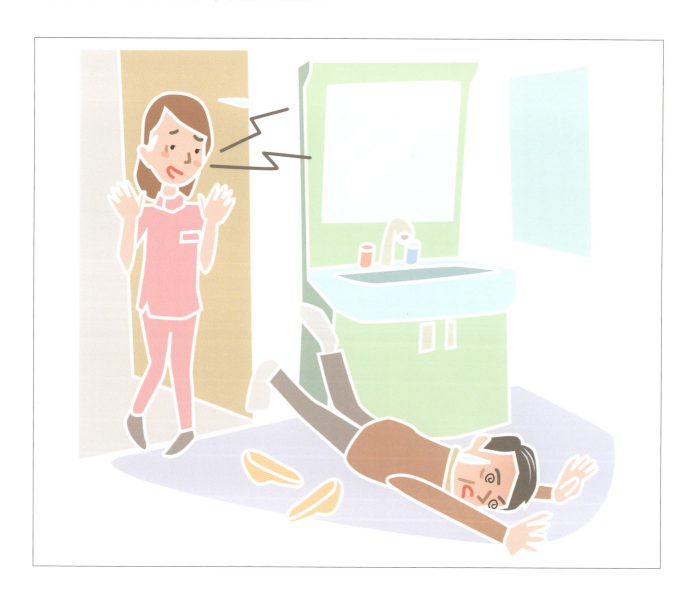

●糖尿病連携手帳からわかること

1．糖尿病連携手帳

　糖尿病連携手帳とは日本糖尿病協会が1982年より発行していた「糖尿病健康手帳」から，地域連携パスに利用可能な「糖尿病連携手帳」へと2012年に変更になったものであり，患者への糖尿病の説明用資料，合併症，既往歴，糖尿病連携パス医療機関，検査結果（図1），合併症関連検査，療養指導の記録の記載があり，これを確認すれば糖尿病のみではなく，ほかの合併症も確認することができるものです．

　この患者の場合も，多忙のなかでも糖尿病連携手帳を先に確認していれば，低血糖発作の既往や医師のコメント欄などから患者の行動（あくび）に注意を払うことができたでしょう．

　日本糖尿病学会では合併症予防の観点から2013年6月1日より血糖コントロールの新目標値を糖化ヘモグロビン（HbA1c）7.0% 未満（NGSP 基準）とし，対応するおおよその血糖値としては空腹時血糖130mg/dL 未満，食後2時間血糖値180mg/dL 未満としています[1]．

　2010年のガイドラインでは血糖コントロールの目標値を「優」「良」「可（不十分，不良）」「不可」と分類していましたが，血糖コントロールの目標は年齢，罹病期間，合併症の状態，低血糖のリスク，サポート体制などを考慮すべきで今までの評価法では個別の患者には対応できないため，新目標値からは従来の「優」「良」「可」「不可」は削除されています．

2．糖尿病と歯周病

　糖尿病と歯周病は相互に負の影響を与え，糖尿病患者は健常者よりも歯周病の有病者率が高く，より重症化していることが多いことはよく知られ，エビデンスも示されています．歯周病が進行するとTNF-α などの炎症性サイトカインが血液中に遊出します．TNF-α はインスリンの抵抗性を高めることがわかっています．したがって，歯周病の進行は糖尿病の病態に対して負の方向に関与することになります[1]．

3．糖尿病と歯科治療

　糖尿病の疑いがある患者が来院したら，主治医に病状照会を行い，コントロール状況，合併症の有無などを確認します．もちろん糖尿病連携手帳を持参した患者であれば，内容を確認します．インスリンを使用していて治療中の低血糖状態の予防を考えると診療は食後の時間帯が望ましく，もし低血糖発作が起きそうな場合は早めに糖分を摂取させます．

　観血処置に関しては手術侵襲，体調，血糖コントロール状態を総合的に考え，その適否を判断しなければなりません．目安としては少数の抜歯など侵襲が軽度な処置で糖化ヘモグロビン（HbA1c）が7.0%以下であれば，抗菌薬の前投与を行い十分な感染予防処置を講じれば処置は可能です．

歯科	施　設		施　設	
	歯科医師		歯科医師	
	検 査 日	／　　／	検 査 日	／　　／
	歯 周 病	なし・軽・中・重	歯 周 病	なし・軽・中・重
	口腔清掃	良　・　普通　・　不十分	口腔清掃	良　・　普通　・　不十分
	出　　血	なし　・　時々　・　あり	出　　血	なし　・　時々　・　あり
	口腔乾燥	なし　・　あり	口腔乾燥	なし　・　あり
	咀 嚼 力	問題なし　・　問題有り	咀 嚼 力	問題なし　・　問題有り
	現 在 歯	（　　　）歯	現 在 歯	（　　　）歯
	インプラント	なし　・　あり	インプラント	なし　・　あり
	義　　歯	なし　・　あり	義　　歯	なし　・　あり
	症　　状	改善・変化なし・悪化	症　　状	改善・変化なし・悪化
	次回受診	ヶ月後	次回受診	ヶ月後
	備　　考		備　　考	

図1　糖尿病連携手帳の検査結果欄（公益社団法人日本糖尿病協会より許可を得て記載）．

参考文献

1. 日本糖尿病学会（編集）．科学的根拠に基づく糖尿病診療ガイドライン2013．東京：南江堂，2013．

Section 1. 診療室に入る前に

⑥健康診断の結果を持参してもらっていますか？
その1（血液検査結果から注意するべきこと）

●なぜ血液検査結果を確認するのか？

　患者は58歳の女性．重度の歯周炎のために抜歯を行いましたが，持続的な出血が止まりません．

　問診票からは血液疾患は認められず，血圧も正常で出血を助長する危険は認められませんでした．

　お薬手帳で常用薬も確認していましたが，抗凝固薬・抗血小板薬などの服用もありません．

　圧迫止血を行いましたが，なかなか止血しません．いったい何が原因なのでしょうか．

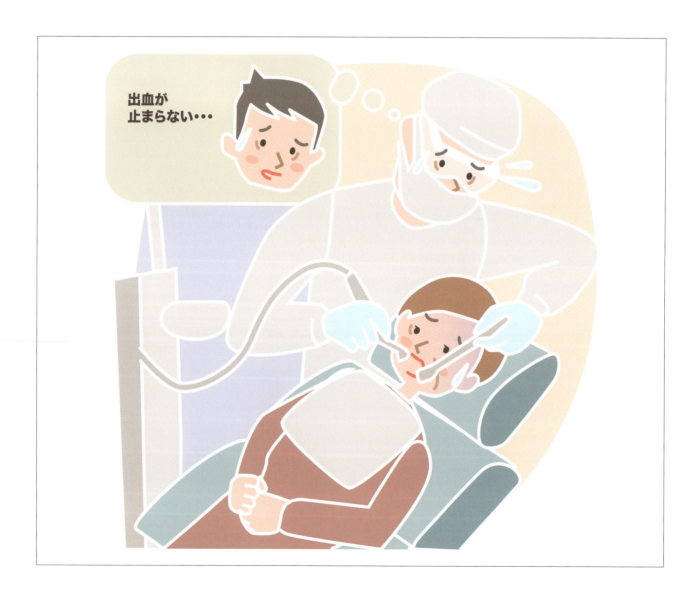

●血液検査結果からわかること

１．肝疾患による凝固異常

止血に関与する凝固因子と線溶系の因子の大部分は肝臓でつくられていますが，肝疾患が悪化するとこれらの止血に関与する因子の生成が低下してきます．さらに脾臓への血流量が増加するので，脾臓での血小板の分解も亢進します．そうなると止血機能も低下します．

この患者の持続的な出血の原因は肝硬変による止血困難でした．最近はただの脂肪肝と思っていたら肝硬変，肝細胞癌にまで進行してしまう非アルコール性脂肪肝炎（NASH）も増加しているので注意が必要です．肝疾患に関与する検査項目は AST（GOT），ALT（GPT），γ-GTP などが挙げられます．問診票に「脂肪肝」とだけ記入されていて，肝炎にチェックがないからといって安心せずに，血液検査データを確認しましょう．肝疾患の患者では出血傾向のほかにウイルス性肝炎などの感染症や投薬などにも注意が必要です．

２．腎疾患

血清尿素窒素（BUN，UN），血清クレアチニン（Cr）は腎臓から尿中に排泄される老廃物で，腎障害などで上昇します．腎障害患者においては出血傾向，免疫不全，投薬などに注意する必要があります．

３．糖尿病・血糖（BS，GLU）・糖化ヘモグロビン（HbA1c）

糖尿病患者は体内において血糖値を一定にコントロールすることができなくなっていて，高血糖状態となっています．過去１～２か月間の血糖コントロール状況を反映しているのが糖化ヘモグロビン（HbA1c）です．

糖尿病患者においては抜歯などの観血処置の際の感染予防が重要となります．また歯周病，口腔乾燥，味覚異常（糖尿病の末梢神経障害に由来）の患者において未加療の糖尿病が発見される場合があるので，その際には専門医の受診を勧めて共同治療を行う必要があります．

４．症状からみた血液検査の必要性

つぎに歯科的症状と確認するべき血液検査の項目を挙げておきます（**表1**）．

①炎症性疾患においては現症の把握とともに治療効果の確認のために白血球数，血液像（白血球分画），CRP（C反応性タンパク）などを確認する．

②ウイルス性口内炎患者においては，そのウイルスの同定のために血液検査を行う．

③平滑舌を呈する患者においては鉄欠乏性貧血の鑑別のためにヘモグロビン値，鉄分を確認する．

④味覚異常患者においては糖尿病の有無のほかに亜鉛，銅，ビタミンA，ビタミンB$_{12}$の検査が必要．

⑤顎関節症においては関節リウマチとの鑑別のためにリウマトイド因子（RF），抗CCP抗体を確認する．

⑥口腔癌においては，その大部分は扁平上皮癌であるためにSCC抗原がその指標となる．

表1 口腔内の疾患と血液検査

炎症性疾患	白血球数，血液像，CRP（C反応性タンパク）
ウイルス性口内炎	ヘルペス，サイトメガロ，コクサッキー，アデノウイルス
平滑舌	赤血球数，ヘモグロビン値，血清鉄，TIBC（総鉄結合能），UIBC（不飽和鉄結合能）
味覚異常	血糖値，HbA1c，亜鉛，銅，ビタミンA，ビタミンB$_{12}$
顎関節症	リウマトイド因子（RF），抗CCP抗体，CRP，赤血球沈降速度
口腔癌	SCC抗原

Section 1. 診療室に入る前に

⑦健康診断の結果を持参してもらっていますか？
その2（呼吸器疾患をもつ患者に注意するべきこと）

●なぜ呼吸器疾患を確認するのか？

患者は79歳の男性．前回作製した義歯が噛むと痛いとのことで来院しました．右側の義歯床縁を削合したところ，少しは良くなったのですが，今度は左側の床下粘膜が痛いと訴えます．

何度も調整が必要となったので診療台はやや後傾位のままで，チェアーサイドで義歯を調整しては口腔内に装着といったことを繰り返しているうちに，急に咳き込み出し呼吸困難を訴え始めました．いったい何が原因なのでしょうか．

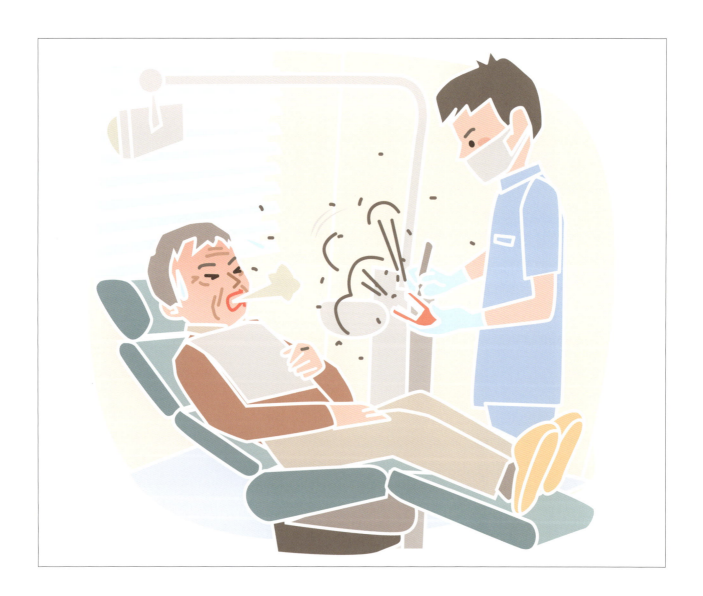

●呼吸器疾患からわかること

1. 気管支喘息（アスピリン喘息）

　この患者は喘息患者であり，義歯調整の際に生じた粉塵を吸い込み喘息発作が生じてしまったのでしょう．SpO_2が96％以上で，会話はほぼ普通にできる程度の小発作であれば吸入薬やテオフィリン薬の使用などで歯科診療所内の対応可能ですが，中発作以上を認めたときには総合病院などへの搬送を考慮すべきです．今回の症例においては，患者の傍での義歯調整は避けて口腔外バキュームなどを併用してなるべく粉塵を拡散させないように努めるべきです．切削後の義歯に付着している削片のエアブローも避けて，水でしっかりと洗い流すべきです．

　また，喘息患者の投薬はアスピリンなどの非ステロイド性抗炎症薬（NSAIDs）に注意しなければなりません．NSAIDs服用後に重篤な喘息発作を起こす場合があり，これをアスピリン喘息と呼んでいます．NSAIDs投与後の30分以内に鼻汁，鼻閉，喘鳴，呼吸困難などが出現したらその可能性が高いので直ちに専門医療機関を受診させるべきで，喘息患者の診療の際には必ず注意しておかなければなりません．

2. 換気障害の分類

　呼吸機能検査のひとつにスパイロメトリーがあります（**図1**）．これは，％肺活量（被験者の肺活量と年齢，身長から算出した予測肺活量との比率）と1秒率（肺活量に対する最初の1秒間での呼出割合）から換気障害を正常，閉塞性（気道狭窄による通過障害），拘束性（肺の容積が縮小する病態）および混合性に分類します．呼吸器疾患においては必須の検査です．

3. 慢性閉塞性肺疾患（COPD：Chronic Obstructive Pulmonary Disease）

　タバコなどの有害物質を長期にわたり吸入曝露することによって生じた肺の炎症性疾患です．主な症状としては息切れ，慢性の咳嗽，喀痰，喘鳴などですが，無自覚・未加療患者も多くいます．

　進行症例では呼吸困難が著明で低酸素血症を生じるために在宅酸素療法を受けている患者もいます．肺炎，気管支炎を引き起こすのを契機に急性増悪することがあるので注意が必要です．

4. 誤嚥性肺炎

　嚥下機能障害が原因で細菌が唾液や胃液とともに肺に流れ込んで生じる肺炎のことを誤嚥性肺炎と呼び，高齢者の肺炎の70％以上が誤嚥に関連しているといわれています．口腔衛生状況が不良であると発症しやすく，かつ治癒も遷延するのでその治療には口腔ケアが必須です．

5. 呼吸器疾患の患者の歯科治療

　前記の気管支喘息の項に記載した以外の一般的注意事項としては，パルスオキシメーターを用いて酸素飽和度を確認し，必要に応じて酸素投与を鼻カニューレにより行いながら治療を行います．

　不安，恐怖などの精神的ストレスと疼痛，姿勢などの肉体的ストレスを与えないこと，唾液などを長時間口腔内に貯留させないこと，バキューム操作を的確に行い，こまめに休息をとりながら治療することなどが推奨されます．

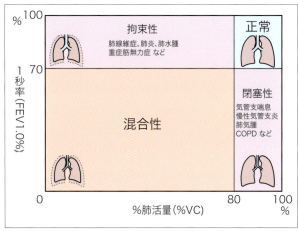

図1　換気障害の分類.

Section 1. 診療室に入る前に

⑧問診票に書かれた内容を正しく評価できていますか？

●なぜ問診票を評価する必要があるのか？

　患者は歯痛により初診で来院しました．受付けで問診票を記入してもらいましたが，記入内容をしっかりと把握しないまま，主訴を確認したのみで診療を開始しました．

　しばらくして患者は咽頭部の違和感を訴え始め，その後，呼吸苦が発生しました．歯科衛生士に救急車の手配をさせている間に原因を考えましたが，明らかに何かのアレルギーのようです．しかし，治療に薬物は一切使用していません．

　問診票をあらためて確認すると，食物アレルギーの欄に「キウイフルーツ」の記載がありました．いったい何が原因なのでしょうか．

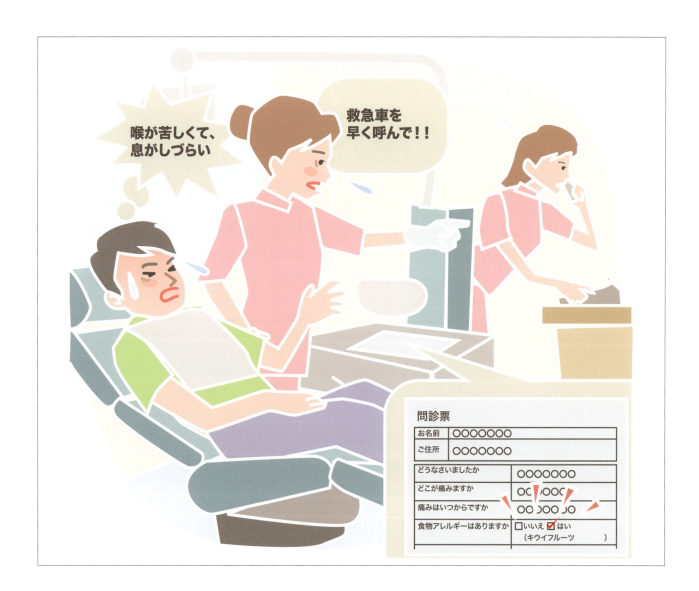

●正しい問診票の評価が必要な理由（問診票からわかること）

1．食物アレルギー

　薬物アレルギーに関してはしっかりと確認されている先生方も多いと思いますが，食物アレルギーに関してはいかがでしょうか．あまり関心をもってらっしゃらない先生方もいるのではないかと思います．キウイ，アボガド，バナナといったトロピカルフルーツ（**図1**）のアレルギーの既往のある患者はラテックス・アレルギーの危険性があるといわれています．

　この症例の患者は，術者が装着していたラテックスグローブにともなうアレルギー症状が生じたものと考えられます（ラテックス・アレルギーに関してはChapter 2・Section 3「⑧ラテックス・アレルギーを確認していますか？」を参照）．

　ほかの食物アレルギーに関しても**表1**にまとめたので確認してください．とくに注意したいのは牛乳などの「乳製品」アレルギーです．再石灰化を促進させるリカルデント®は乳製品由来です．

2．問診票は正しいのか

　とくに感染症などの項目ですが，肝炎などがある

と「正直に記載すると診療拒否をされるのではないか」「不当な扱いを受けるのではないか」と考え正直に記載しない患者もいます．また，自分が感染症に罹患していることを知らない患者もいます．

　筆者らの調査では，全身麻酔手術のために血液検査を施行し，いずれかの感染症を有していながら自覚がなかった患者はHBs抗原陽性患者で46.7％，HCV抗体陽性患者で28.1％，RPRまたはTPHA陽性患者では78.4％であり，大半が血液検査での判明となっていました[1]．必ずしも，問診票に記載がなければ感染症はないと安心せず，感染症を有していても問題のない対応，すなわちスタンダードプリコーションが必要です．

　問診票は初診時に記載してもらいますが，その後は更新せずにそのまま，といったこともあるでしょう．以前から通ってきてくれる患者の問診票は初診時のままで一切追記も更新もされてないということがあります．問診票は定期的に更新して記入してもらうことが必要です．

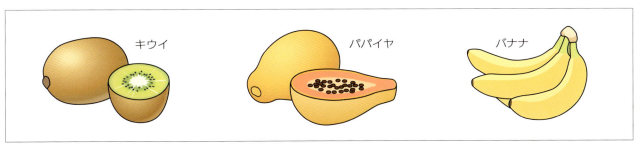

図1　ラテックス・アレルギーの危険性も考えるべきトロピカルフルーツ．

表1　食物アレルギー

キウイ，パパイヤ，バナナ	ラテックス
エビ，カニ	キチン（ベスキチン®）
卵，大豆	プロポフォール
卵	塩化リゾチーム
牛乳	タンニン酸アルブミン，乳酸菌製材，カゼイン，リカルデント®

参考文献

1.　羽田有沙，栗山智宏，山崎喜範，渡邊裕，森本光明，外木守雄，山根源之.
　　医療面接の重要性の検討. 日本口腔診断学会雑誌. 2011；24(1)：14-19.

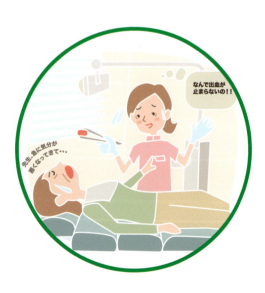

Section　2

口腔内を診る前に

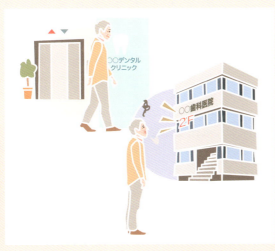

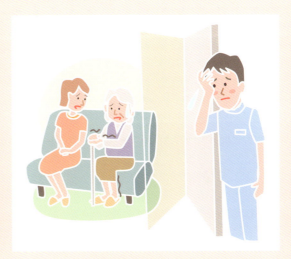

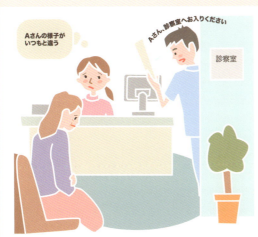

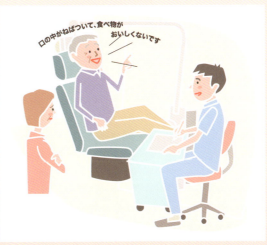

Section 2. 口腔内を診る前に

①歯科診療所に来院する人は皆，健康な人だと思っていませんか？

●エレベーターで昇降すると身体機能に異常があっても来院できます

　一世代前の先生方の話しを思い出します．「歯科を開業するのであれば，エレベーターのない建物の2階につくると良い…」．

　術前評価における心機能を評価するNYHA分類や呼吸機能を評価するHugh Jones分類を用いるにあたっても，階段昇降は良い目安となっているように，階段昇降に問題のある心疾患をもった患者であ

れば，残念ながら，その歯科医院にたどり着くことはできなかったでしょう．

　このことは，結果として有意義な患者の予備能力の評価のスクリーニングになっていたのかもしれません．しかし，現在の歯科医療の現場では，現実的ではありません．

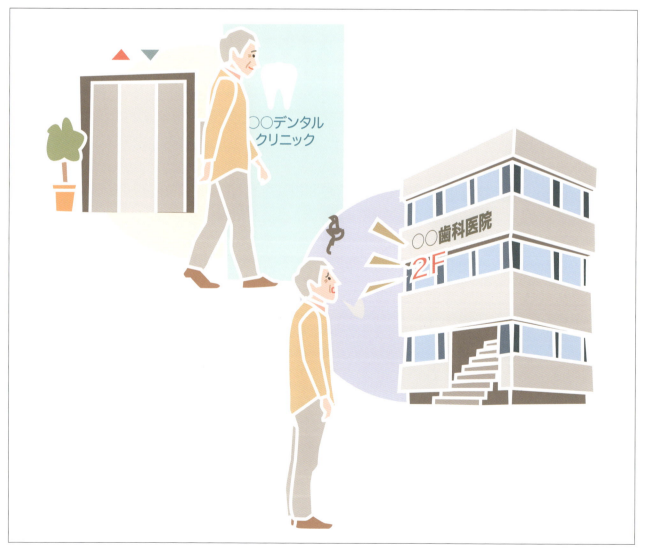

●配慮すべき全身疾患の理解がより必要な時代

1．全身疾患の多様化

それは不便さの問題だけでなく，なんらかの身体機能に少なからず問題をもった患者が，増えたためです．高齢者が増えたためと，言い換えることができるかもしれません．そして，そのような患者も良い歯科治療を受けたいと，先生方の診療所を受診したいと願っているでしょう．

歯科治療のイメージとは，いまだに痛い，怖いものです．実際の治療においては，ずいぶんと安楽な処置を受けられる時代となりました．しかし高齢者ではとくにそのようなイメージを強くもっています．そのため，処置時でなく治療前であっても，そのストレスからくる身体の不調や不快事項の発生を避けられないことがあります．その際に歯科医師が院内で，適切に対応することが必要となってきています．

処置にあたっては，義歯の治療が多いことは，高齢者の歯科治療の特徴のひとつでした．しかし，ここ数年は欠損補綴に対しても，インプラント治療が普及し，侵襲的な処置が増えている現状があります．6年に1度の歯科実態調査では平成23年の統計で，80歳以上で20本以上の歯を有する割合は38.3%にのぼりました[1]．歯周病やう蝕に加えて，歯の破折といった形でも高齢者の抜歯は，今後，さらに増えることとなるでしょう．そのような現状は，先生方がすでにお気づきのことと思います．侵襲的な処置にあたって配慮すべき全身疾患は多岐にわたりますが，その理解がより必要となってきたのです．

2．血圧の安定＝高血圧は「なし」と記載

いずれにしても，その患者の全身状態を把握する

ことは非常に重要です．初診で来院された患者では，問診票を書いてもらう施設は多いと思います．その際，患者が診察台に座ったら，問診票の内容を患者と一緒に確認しましょう．これは患者が問診票に記載していない事項が，少なからずあるからです[2]．

たとえば，血圧降下薬を内服している患者は，血圧は安定しているため，高血圧は「なし」と記載することがあります．また糖尿病の治療を受けていた患者が，自己中断して医師の管理下にない際に，以前は治療を受けていたが今は治ったと自己判断し，「糖尿病はなし」と記入することも少なくありません．

主訴，現病歴はとても重要な問診事項ですが，既往歴の問診の重要性も高まっています．聞き漏らしのないように，口腔内を診る前に既往歴から問診を始めるという工夫もあるでしょう．なお，これらはとくに高齢者にかぎらず，いずれの年代の患者に対しても，もちろん配慮すべきことです．

3．長期通院患者でも安心しない

一方で「とくに，医師にはかかるほどの病気はありません」という高齢の患者では，より注意が必要です．このような患者の問診では，その言葉どおり受け取らず，健康診断や人間ドックへの受診状況も確認する必要があります．バイタルサインのチェックの重要性はより増しているのです．

そして何十年と，長期的に先生方の診療所で治療を受けられている患者であっても，ときには「体調に変化はありませんか」と全身状態や投薬内容の再確認をすることは，もうひとつの重要な要点となるでしょう．

参考文献
1. 厚生労働省．平成23年歯科疾患実態調査．
2. 山﨑喜範，浮地賢一郎，蔵本千夏，森本光明，外木守雄，山根源之．歯科健康調査票(問診票)の改訂に関する考察．日本口腔診断学会雑誌．2010;23(2):181-186.

Section 2. 口腔内を診る前に

②高齢者も若年者も同じ患者と思っていませんか？ どの高齢者も同じ患者と思っていませんか？

●高齢者では若年者に比べ，精神・身体機能の個人差が大きいとされます

　一般に高齢者では，さまざまな身体機能の予備力が若年者に比べ低いとされています．さらに高齢者では同じ年齢群であっても，精神的，身体的な能力に個人差があることも特徴です．

　それを表すものとして，100メートル走の話が取り上げられます．100メートル走を行うと，若い世代では数秒前後の差しかみられません．ところが高齢者では若い世代の人達に近いタイムを出せる人から，スタート地点からまったく動けない人まで，バラツキが大きくでます．これは，口腔疾患の病態や歯科治療に対する体の反応といったものが，高齢者ではバラツキがあることの理解にもつながります．

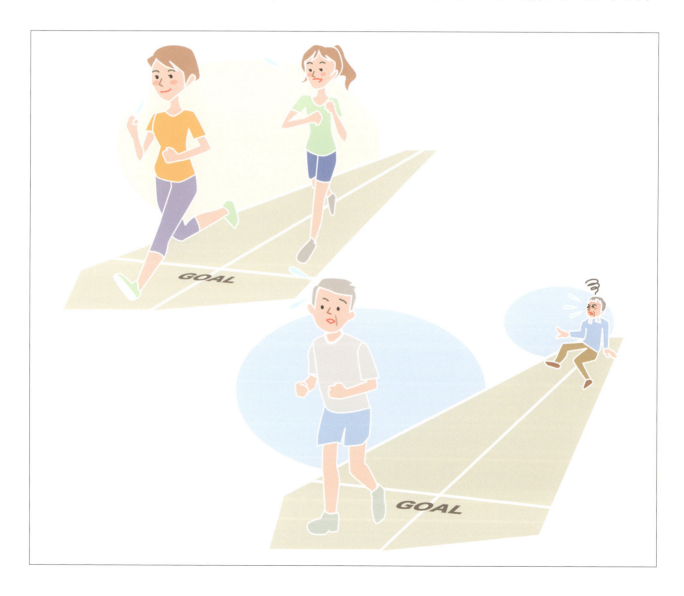

●高齢者だからといって一括りにしない

1. 感染抵抗力

　まず高齢者と若年者の違いをあらためて考えてみましょう．そのひとつとして，感染抵抗力を考えてみましょう．感染抵抗力は若年者に比べ，高齢者で低下しているとされます[1]．

　インフルエンザの罹患などが，とくに高齢者施設で問題となることもあり，一般化された認識と思います．実際の歯科臨床で，このことを実感する機会も少なからずあるのではないでしょうか．

2. 糖尿病

　感染抵抗力を低下させる要因を，さらに年齢以外でひとつ挙げると，糖尿病は代表的な疾患です．感染症を主体とする口腔疾患と糖尿病は，非常に興味深い関係にあります．

　糖尿病によって感染抵抗力の低下した状態では，口腔粘膜にカンジダ症の発症をみることがあります．また歯性病巣感染から波及し，気道管理を要する重篤な口底部蜂窩織炎では，コントロールされていない糖尿病が背景にあることをときに経験します．

　糖尿病の病態は多岐にわたります．たとえば多尿にともなう脱水による口腔乾燥から，う蝕や歯周病の悪化が広く知られています．進行した糖尿病患者では，う蝕や義歯の褥瘡が進行すると，免疫能力が低下しているために，重篤化することがあります．

　加齢によるインスリンの分泌低下とその利用低下にともなって，糖尿病は年齢とともに増加傾向にあります．そのため，若年者でも当然配慮するべきですが，高齢者では口腔内の病的変化は早期に治療し

て重篤化することを防ぐ必要があります．患者の既往歴を確認し，かかりつけ医と連携して健康長寿を支えることは口腔機能維持を担当する歯科医師の役割となります．

3. 高齢者の感染抵抗力にはバラツキがある

　しかし，ここでさらに重要なことは，この感染抵抗力が若年者より高齢者では個人差が大きいということです．前述したように，歯科治療に配慮する全身疾患を，以前よりも考える必要性が増してきています．これは患者ひとり1人の全身状態を考えた歯科治療，すなわちオーダーメイド歯科治療を行う必要性がより高まったと，言い換えることができるでしょう．

　個人間で，精神・身体機能のバラツキが多い高齢者では，このオーダーメイド歯科治療に，より配慮する必要があります．

　糖尿病だけでなく，副腎皮質ステロイド薬や免疫抑制剤の服薬，現在行われているがん治療（抗癌薬や放射線治療）の状況，消耗性疾患の罹患や経口摂取の状況，また血液透析といったことは感染抵抗力の低下の要因となります．

　また睡眠やストレス，食事内容といった生活背景や生活環境も大事な要素です．一様に，高齢者の特徴を一括りにできないことを，理解する必要があります．

　年齢だけでなく，個々の医学的問題点，生活環境などに配慮して，歯科治療を行うべき動向になっています．

参考文献
1.　磯辺健一，伊藤佐知子，西尾尚美．老年医学の展望．老化と免疫．日本老年医学会雑誌．2011，48（3）．205-209．

Section 2. 口腔内を診る前に

③動作が緩慢ではないか診ていますか？　手足に震えはないか診ていますか？

●パーキンソン病やジスキネジア，口腔内にはどんな症状がみられ，歯科処置にあたっては何が問題でしょうか？

多くの歯科診療所では入り口と診察室の間に受付があると思います．患者評価は，受付の様子あるいは受付から診察室に移動する様子を診ることから始めることが重要です．このことは実際の臨床の現場にいる先生方は意識せずに行っていると思います．

長く通院してきている患者の様子が何か変った，と気づく場面は，診察時よりも，このような状況ではないでしょうか．あらためて，この点から歯科治療に配慮する全身疾患を考えてみましょう．

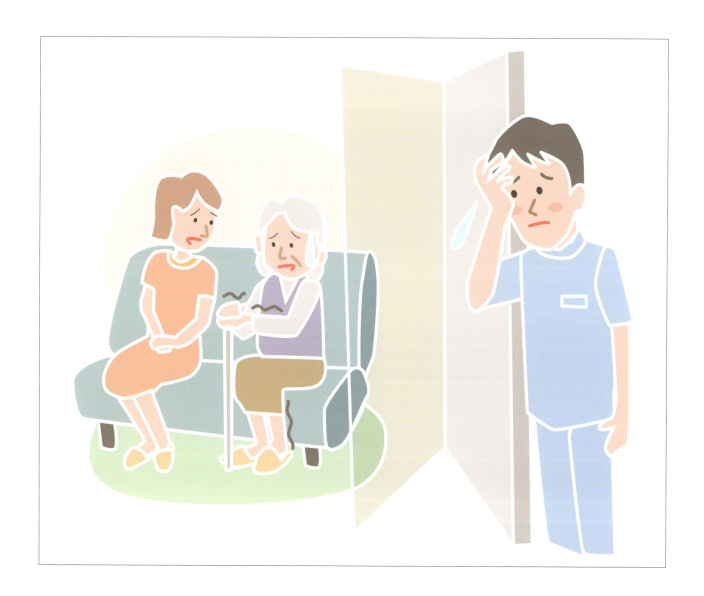

●患者評価の際にパーキンソン病を疑う

1. パーキンソン病とは

　受付から診察室まで歩かれる様子は，患者評価の大事な情報です．歩行に問題があるような神経疾患のひとつに，パーキンソン病があります．若年発症の病態もありますが，比較的高齢者に多い疾患です．その歩行の様子のみで，疾患や病期までを把握することは困難ですが，病態の推測はその後のスムーズな歯科治療への準備となります．

　安静時の振戦，筋拘縮，無動といった運動症状のほかに精神症状もときには問題となるパーキンソン病ですが，病状把握のためには問診以外にも，担当医への病状照会が重要です．

　これは病期の把握以外に，服薬内容と合併疾患の確認を行うためです．パーキンソン病に対する薬物療法は日進月歩ですが，このうち代表的なレボドパ製剤では，長期服用によりエピネフリンの効果が増強されることがよく知られています．とくに心血管系の合併疾患をもつ患者での局所麻酔薬の使用にあたっては注意が必要です．レボドパ製剤の長期服用患者では，パーキンソン症状に日内変動があり，一般的に午前中の歯科治療が良いとされています．また診療台の移動時の転倒に配慮するといったこと以外にも，ジスキネジアに考慮する必要もあります．不随意かつ連続的な体動があるため歯科治療時の器具による外傷への配慮です．

2. 患者の様子を診る

　パーキンソン病の患者のジスキネジアにともなう義歯の不適合や，運動障害ともなう摂食嚥下機能障害に対応された経験のある先生も多いと思います．

　一方で，パーキンソン病の早期診断と治療介入は，その進行を遅らせる効果があるとされています．手足の振戦はパーキンソン病の代表的な初期症状です．

　日々の診察のなかで，患者の様子の変化，あるいは口腔清掃状態の変化から，パーキンソン病の病態を推察する場面があるかもしれません．このことは歯科医療を通して，歯科医師が高齢者にかぎらず，成人期から，長期的な要介護時期の遅延に参画できる可能性を示唆しています．残念ながらパーキンソン病が治癒に至ることはきわめて稀です．そのため症状を受け入れて生活していく患者の「気持ち」に関しては，併存する精神障害も含めて，複雑となっています．この際，治療のゴールやその治療方針と患者の「気持ち」に差がでる場面があるかもしれませんが，この差を埋める答えはないこともあります（そのため患者やその家族との医療面接が重要です）．

　しかし，パーキンソン病の患者にとって，歯科治療の必要性は非常に高くなっています．運動障害に応じたブラッシングの方法や口腔清掃器具の工夫，義歯の形態や清掃法の工夫，長期的な予後を見据えての歯の保存の必要性の評価といったことが，検討事項として挙げることができます．

　また，長期間にわたりパーキンソン病患者の口腔管理にかかわる際には考慮する点があります．定期的な診察の際には，歯や義歯の状態の把握だけで診察が終わるかもしれません．しかし，限られた頻度の診察となったとしても，歯肉のほか，舌，口底，頬粘膜，口蓋といった口腔粘膜の診察の必要性は大きいのです．

　痛みの性状を表現することが難しい患者では，その原因はなんらかの口腔粘膜疾患かもしれません．義歯の不適合がジスキネジアでなく，粘膜下の腫瘍性病変かもしれません．もし口腔癌であったとしても，初期癌では，治療による機能障害は少なく，予後は比較的良好です．「長い間，診察を受けていたのに…」という患者，家族の思いを残さないためにも，定期的な口腔内全体の診察の必要性を今一度認識したいものです．

Section 2. 口腔内を診る前に

④目がうつろではないか診ていますか？

●診療前に睡眠の状態や精神的疾患を考えたことがありますか？

医療行為は一般的に，診療と検査により診断を行い，手術や投薬，経過観察といった治療介入を経て，その評価を行う，といった流れで行われます．歯科治療では，この過程で治療介入の部分が多いことが特徴です．このため歯科治療自体が，心因的・精神的疾患の引き金となることもあれば，増悪の原因と

なることがあります．不眠に代表される睡眠障害も，口腔疾患，歯科治療と深い関係をもちます．

また先生方よりも患者の様子は歯科衛生士をはじめとしたスタッフの方が把握していることもあります．ここでは睡眠と歯科の関連性について考えてみましょう．

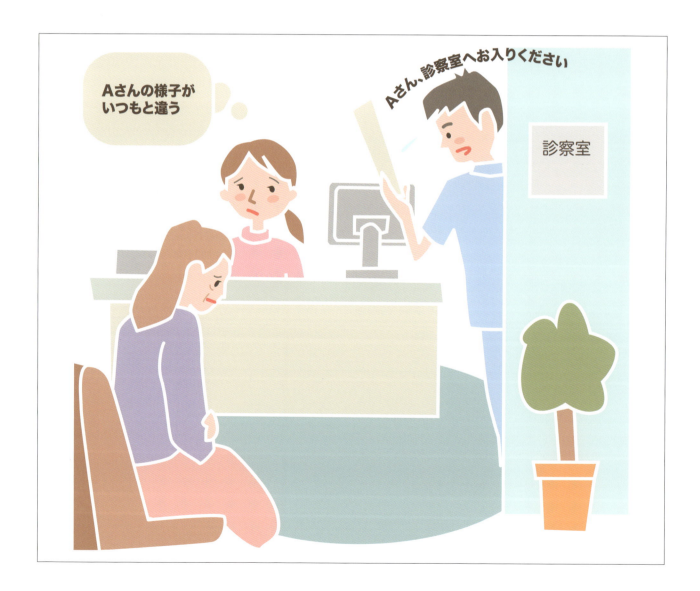

●さまざまな睡眠障害の病態理解は，患者評価に際して重要

1．鋭敏な口腔の感覚

　気分障害や不安障害といった精神的疾患が，歯科治療を契機に，憎悪するといったことが多くあることです．その理由として，咀嚼・嚥下，発音，呼吸，審美といった日常生活に影響する多岐にわたる機能を口腔がもつこと，あるいは比較的鋭敏な口腔の感覚が背景にあります．侵襲的な処置の多い歯科治療では，この点にあらためて配慮が必要です．

2．睡眠障害と歯科治療

　現在，睡眠障害と歯科の関連が注目されています．「健康づくりのための睡眠指針2014」は厚生労働省が国民の健康増進のために，睡眠の重要性を提示したものです[1]．口腔疾患あるいは歯科治療自体も睡眠関連疾患とかかわるため，歯科医師が寄与できる機会も十分にあると考えます．睡眠障害は多くの疾患の総称ですが，睡眠障害国際分類がその理解につながります．

　歯科治療の際には気分不快などを訴える背景に，睡眠が十分でないことがあり，また不眠のほか，概日リズム睡眠障害といったさまざまな睡眠障害の病態があることを理解しておくことは，睡眠障害の患者評価にあたって重要です．

　不眠症は，睡眠障害の代表的なものです．前述した精神的疾患は，その要因の大きなひとつにもなっています．このような患者に処方されている薬の多くに副作用として，口腔乾燥があります．口腔乾燥は，これ以外の種類の薬でも，ストレスなどの背景も関連します．これらの点を考慮しながら，生活指導や保湿剤の指導を行っていくことが，より重要です．

3．睡眠関連ブラキシズム

　睡眠関連ブラキシズムは，中途覚醒を引き起こすことから，睡眠医学で睡眠障害のひとつと認識されています．歯科医療においては，補綴物や歯周病の進行にかかわることから，マウスピースによる治療が適応されています．しかし，ストレス背景が考慮されることもありますが，睡眠関連ブラキシズムの原因は解明されていません．

4．閉塞性睡眠時無呼吸症候群（OSAS）

　睡眠障害のなかで，歯科医師が治療に関与しているものが閉塞性睡眠時無呼吸症候群（OSAS）です．現在，診断は医師によって行われますが，顔面の奥行きの狭さや小下顎症といった顎顔面形態が，本疾患の病態にかかわっている場合があり，よりいっそう歯科医師の役割が重要と認識されています．小児期における上顎側方拡大装置，成長発育過程におけるOSAS発症のリスク評価と矯正歯科治療，OSASに対する口腔内装置治療，上下顎骨移動術をはじめとした手術療法など，睡眠医療と歯科の関連性が深まっています．

　顎顔面形態や肥満傾向だけでなく，最近血圧が高く，起床時の頭痛を訴えたり，受付や診察台でもすぐに寝てしまい，いびきもかく，といったOSASが疑われる患者を専門医に紹介するのは，歯科医師の役割です．睡眠障害の病態は多岐にわたるので，睡眠医療を担当する専門医師による適確な診断が重要です．

参考文献
1.　厚生労働省．健康づくりのための睡眠指針2014．

Section 2. 口腔内を診る前に

⑤歯肉の異常はすぐに歯周病と思ってしまってはいませんか？

●歯周病の診断にあたっては，全身症状のみられる疾患とも，鑑別が必要です

口腔疾患の代表はう蝕と歯周病です．歯周病は，「歯周組織に起こるすべての疾患をいうが，歯髄疾患の結果として起こる根尖性歯周炎，口内炎などの粘膜疾患，および歯周組織を破壊する新生物は含まない」と定義されています[1]．

除外診断のうえに成り立つ歯周病を診断していく

うえで，口腔粘膜疾患や口腔癌の診断は重要です．

このうち全身疾患の一症状として，口腔粘膜に症状を呈する疾患もあります．顔面をはじめ四肢，体幹の皮膚症状などにも注意して診断を進めていく必要性があります．

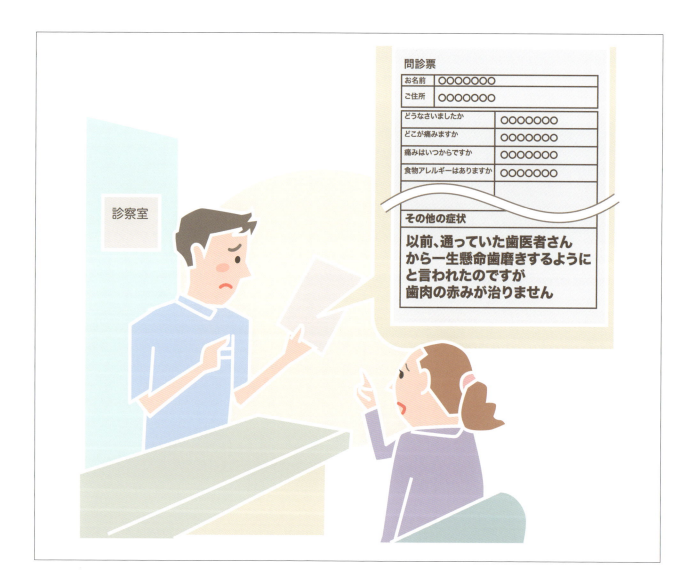

●「何かが違う」と思った際には，腫瘍性病変も考慮する

1．口腔扁平苔癬

　口腔疾患のうち歯の周囲の粘膜，すなわち歯肉に症状を呈するものは，多く存在しますが，臨床では歯周病と診断される場合がほとんどです．そして根尖性歯周炎を除くと，それ以外の疾患に遭遇する機会は少ないかもしれません．しかし，患者の高齢化が進むと口腔粘膜の疾患も増加します．ここでは歯周病と鑑別する疾患を考えていきます．

　オーラルメディシン外来の症例のうち，口腔扁平苔癬は多い疾患のひとつです．両側の頬粘膜にレース様の白色病変を呈する症状が特徴的で，歯肉にも症状はみられます．歯間乳頭に発赤をともない，付着歯肉，歯槽粘膜にかけて一部びらんと白色変化をみることもあります．歯肉に脆弱感があり，一見ブラッシング不足の歯肉の所見に類似します．

　実際には，ブラッシングによって出血あるいは痛みをともなう症例では，プラークの付着による歯肉炎も併発しています．また口内炎と診断されている症例で，長期に副腎皮質ステロイド軟膏の処方を受けている患者では，真菌感染を合併し，歯肉の炎症がより複雑になっていることもあります．診断を進めるうえで，複数の病態が関連していることを考慮することが重要です．

2．天疱瘡や類天疱瘡

　口腔粘膜に水疱を形成する疾患には天疱瘡や類天疱瘡があります．口腔内は刺激が多く水疱は破れ，びらんとして認められることが多いのですが，剥離性歯肉炎の症状が類天疱瘡であることもあります．

　皮膚にも症状を呈しますが，口腔粘膜を主体あるいは初発とするものがあります．歯肉の発赤とびらんを主訴とした類天疱瘡の患者が，長らくブラッシング指導だけで対応され，適切な診断までに時間を要することがあります．

3．ウェゲナー肉芽腫，サルコイドーシス

　イチゴ状歯肉(strawberry gingiva)を呈する疾患として肉芽腫性炎のウェゲナー肉芽腫やサルコイドーシスとの鑑別も必要です．その場合，歯肉はブラッシング不良にともなう発赤の強い浮腫性の腫脹のようにみられます．ウェゲナー肉芽腫，サルコイドーシスともに，ほかの結核，梅毒など全身症状をともなう肉芽腫性炎との鑑別は重要です．

4．口腔扁平上皮癌

　水疱性疾患や肉芽腫性炎よりも頻度が高く，重要な疾患が口腔扁平上皮癌です．潰瘍を呈するものでは，臨床所見による鑑別が容易ですが，びらんやエックス線検査で境界が骨吸収しか所見がない症例では鑑別診断が困難です．他の部位の歯周組織の状態，自覚症状，患者のブラッシングの状態といったことも考慮して「何か違う」と感じた際には，腫瘍性の病変を考慮することは非常に重要です．

　歯科診療所で行える口腔粘膜疾患に対するスクリーニング検査は細胞診ですが，検査できる診療所は限られます．また歯肉の扁平上皮癌の診断は症状が多様で診断が難しい場合もあります[2]．疑わしい病変は速やかに二次医療機関に精査を依頼します．

　いずれの疾患も診断にあたっては病理組織検査，血液検査など検査が必要です．また，ほかの診療科での診察が必要とされる場合もあります．この場合も，診療所から二次医療機関への速やかな紹介が重要です．その際に，先生方から患者へ紹介する理由を説明することが大切です．日頃から，地域の二次医療機関の歯科口腔外科などとのスムースに連携できる関係を構築しておくことが必要です．

参考文献
1. 特定非営利活動法人日本歯周病学会（編）．歯周病専門用語集．医歯薬出版．東京：2007.
2. 吉田佳史，田中陽一，佐藤一道，山内智博，片倉朗，山根源之．口腔扁平上皮癌の液状化検体細胞診に関する検討：発現部位，臨床発育様式別の評価．日本臨床細胞学会雑誌．2013；52(5)：399-405.

Section 2. 口腔内を診る前に

⑥医療面接をしているという認識がありますか？

●患者と歯科医師が会話できる環境は診察室の大事な要件です

歯科診療所の診察室のイメージはデンタルチェアーのユニットが一列に並んでいる様子です．これは受付を通り抜けると手術台が並んでいるとも表現できます．

カウンセリングルームとして利用できるスペースを併設している診療所もありますが，多くはデンタルチェアーのユニットで患者の話を聞くことが多いと思います．

このかぎられた環境でも，患者と対面し医療面接が行えるようにと考案されたのが，移動式のキャビネットです．

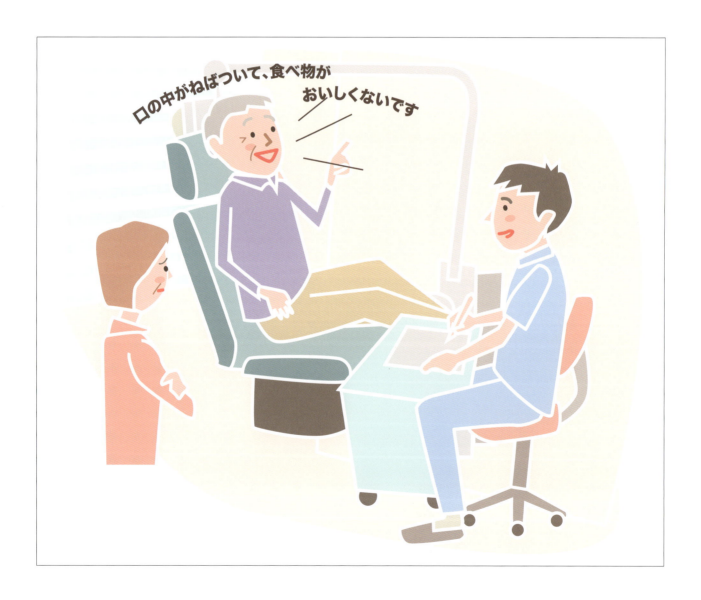

●診断が困難な疾患に対しては，医療面接のなかでの患者の言葉にヒントがある

1．オーダーメイド治療のための患者評価

口腔内を診る前に配慮する内容をオーラルメディシン的な観点で概説してきました．これらは新しい考えや知識ではなく，実際の臨床に携わっている先生方は，すでに身につけているでしょう．しかし，多忙な歯科診療の現場，また長く慣れた診療体系のなかでは，実現されていない部分もあるかもしれません．

しかし，それらを実現しなければならない時代が来ました．これが本書の内容の背景でもあります．これには少子高齢社会に見合った健康政策のうえで期待される歯科医療を提供するために，必要性が高まったと考えることができます．

歯科治療にあたり患者の全身状態を評価する必要性が出てきました．多岐にわたる全身疾患を確認するだけでなく，歯科治療を通して高齢者の口腔機能を維持するとともに，小児期の顎口腔機能の管理，成人期からの生活習慣病予防，あるいは要介護の遅延と予防への関与の場面も想定されます．疾病構造の複雑化にともない，全身疾患の一部としてみられる口腔症状に歯科医師が対応しなければならない機会が増えてきています．

2．キャビネットを使った医療面接

ここで大事な点は，問診あるいは医療面接のための時間を十分にとるということです．診察は病気の有無や病状などを判断するために，患者の身体を調べたり，質問したりする，医師と歯科医師のみが行える医療行為です．

診察には医療面接のほか，視診，触診，聴診といった基本的な診査行為から，各種の検査手段も含まれます．このなかで医療面接はとくに重要なものです．耳や口が不自由な患者であっても，介助者や支援機器を通して必ず行われます．緊急医療の現場でも最小限のことが行われます．

日常の歯科診療での医療面接をあらためて考えてみましょう．患者の様子を観察し，また患者と話をしやすい環境は，歯科医師が患者と対面して，座っている状態です．再診時に，治療後の経過や体調を自身で確認する時間を十分に確保していますか．

歯科治療時に配慮する全身疾患は多岐にわたります．ときに患者にとって重篤な不快事項が起こることがありますが，その頻度は高くありません．しかし頻度は低くても，そのような状態を発症する要因をもった患者が増加しています．そのための情報収集に医療面接が何よりも重要です．

診断が困難な疾患に対しては，医療面接のなかでの患者の言葉にヒントがあることは，先生方も経験されていると思います．保険制度に支えられた歯科医療は，治療行為に重きがおかれがちですが，患者評価と診断のための医療面接に，より時間を割きやすい診療体勢とそれに見合う保険制度が望まれます．

現状では今の診療形態に，患者との話をする時間を少し増せば良いのです．そのひとつの手段として，患者と対面できるように椅子の位置を移動させてみましょう．

移動式のキャビネットのモービルカートは，セメントを練る場所に加えて，筆記も行う場所に，スタッフ含めて認識を変えてみましょう．患者は主訴以外の健康相談もします．舌が痛い，味覚がおかしい，口が乾く…．また自分の体調に関しても相談をされることもあるでしょう．そのような対話のなかから診療における重要な判断材料が判明し，診断のための情報の整理が行えることもあります．歯科医療行為では知識と技術が重要であるのは勿論ですが，さらに患者と対話する態度が重要です．

参考文献
1.　片倉　朗．シリーズ・身近な臨床・これからの歯科医のための臨床講座②．初診患者の医療面接．-患者と良好な関係を構築することが治療成功への第一歩-．日本歯科医師会雑誌．2008；61(3)．27-35

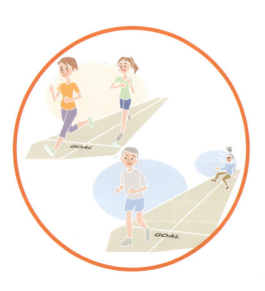

Section 3

口腔内を診るときに
（隠された疾患はないか？）

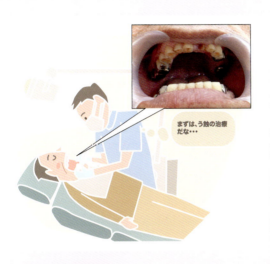

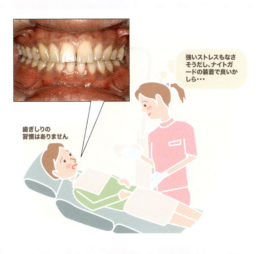

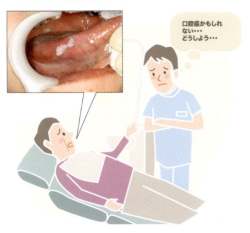

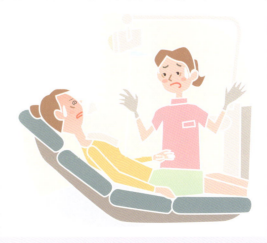

Section 3. 口腔内を診るときに（隠された疾患はないか？）

①う蝕の有無だけを診ていませんか？

●歯の組織変化にも注意を払っていますか？

　患者は60歳の男性．口腔内を診療をしたところ，多数のう蝕歯をみつけました．残根もあり，多数歯にわたる治療が必要と考えられました．

　軟化象牙質を切削して，窩洞形成，歯冠修復を進めようと思いましたが，何か通常のう歯の状態とは違います．

　通常どおりの修復治療に進む前に，ほかの要因について考える必要がありそうです．

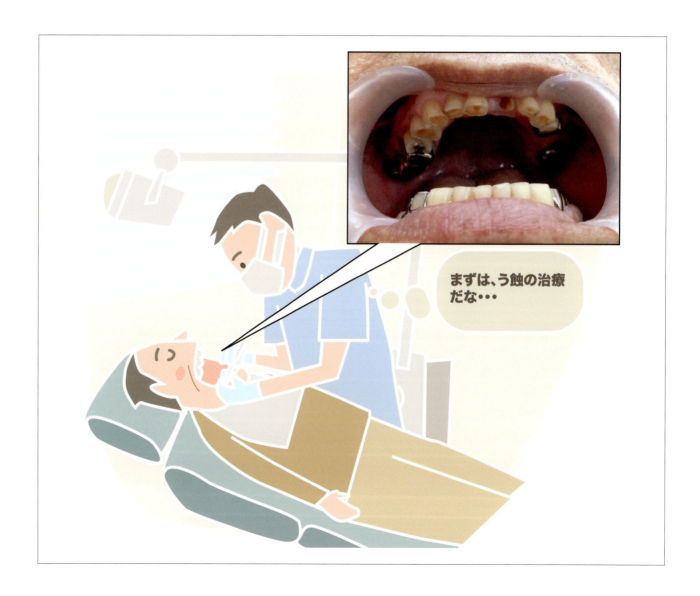

まずは、う蝕の治療だな・・・

●酸蝕歯を診ていますか？

1．生活習慣病としての酸蝕症

う蝕の主原因はいうまでもなく細菌感染であり，その主役は *Streptococcus mutans* による酸産生です．これによりエナメル質が脱灰し，う蝕が進行します．これに対し，酸蝕症は飲食物などの強酸によりエナメル質が溶解する疾患です．

以前は酸を使う職業の方に多く認められたのですが，最近は酸を含む飲食物が増えたため生活習慣からの口腔症状としての酸蝕症が注目されています．酸性，アルカリ性をあらわす単位にpHがあります．pH 7が中性で，7より大きくなるほどアルカリ性が強く，小さくなるほど酸性が強くなります．

エナメル質が酸により溶解するのはpHが5.5といわれています．これを臨界pHといい，この値より小さくなるとエナメル質が溶解し始めます．実際の飲料水では，炭酸飲料のpHは約2.4，乳酸飲料のpHは3.1です．またワイン，酎ハイはpHが低く，約3.0です（**図1**）[1]．

さらに胃酸などの胃の内容物が食道に逆流して，食道粘膜にびらんや潰瘍を生じる逆流性食道炎（GERD）があります．胃液はpH 1〜2の強酸のため，胃酸が口腔内まで逆流すると，歯は酸によって溶解されます．胃酸だけでなく，胃酸による酸性ガスの逆流も酸蝕症の発症に関与するといわれています．拒食症，過食症といった摂食障害にともなう自己誘発嘔吐で胃液が逆流し酸蝕症となる場合もあります．

2．ドライマウス（口腔乾燥症）の治療

酸蝕症の予防のために，胃食道逆流症が疑われる場合には歯科医師が内科での精査を促す必要があります．また唾液の分泌量が少ないと胃食道逆流症や酸蝕症の症状が悪化します．このため症状に応じて口腔乾燥症の治療も並行して行う症状もあります．

飲料による酸蝕症は，だらだら飲みがもっとも歯を溶解しやすいといわれています．飲食後のブラッシング指導や，飲食物の摂取方法を指導することも大切です．とくに小児期に保護者を含めて指導しておくことが，その後の口腔環境の向上のリテラシーにつながります．そのうえで酸蝕歯の治療を進めるべきでしょう．

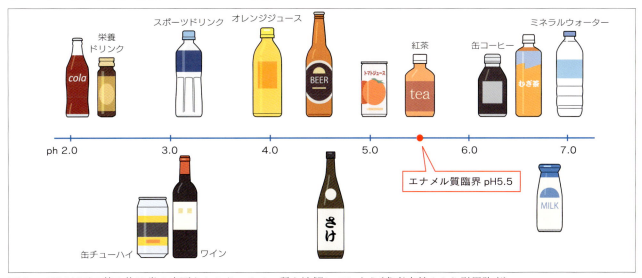

図1　pH5.5以下の飲み物は歯の表面をおおうエナメル質を溶解してしまう（参考文献1より引用改変）．

参考文献

1.　田上順次（監修），北迫勇一（著），歯が溶ける！？酸蝕歯って知っていますか？．2009．東京：クインテッセンス出版，4-8.

Section 3. 口腔内を診るときに（隠された疾患はないか？）

②歯周ポケットだけを診ていませんか？

●歯周病と全身疾患とのかかわりについて考える

患者は55歳の男性．歯肉の腫脹を主訴に来院しました．全体的に歯肉に腫脹がみられ，動揺歯も多数認められます．体格は肥満で，最近疲れやすく，月に1回ほど軽い胸部痛を自覚するとのことです．

口腔内の診療を行い，歯周ポケットを測定しました．

歯周病が進行しているため，ブラッシング指導，スケーリングを行う必要がありました．歯周病の重症度の判定のために歯周ポケットを測定しましたが，このまま治療に進む前に，ほかの要因について考える必要がありそうです．

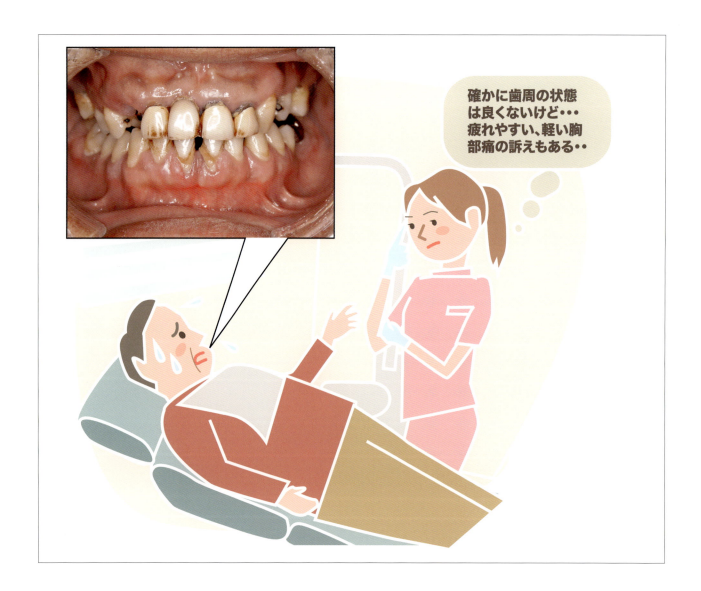

●歯周病と全身疾患の関連を話していますか？

1．歯周病が全身症状を増悪

「ペリオドンタルメディスン」，日本語では「歯周医学」という訳になります．歯周病と糖尿病や心疾患などのさまざまな全身疾患とのかかわりが研究によって明らかにされつつあります．従来は全身疾患の一症状として歯周病が増悪するという概念でわれわれ歯科医師は歯周病の治療をしてきました．しかし今では，歯周病が全身症状を増悪させる場合もあることも認識されてきました．

2．歯周病と糖尿病

糖尿病と歯周病の関係は古くから知られていますが，メタボリックシンドロームと歯周病の関連性が注目されています．II型糖尿病は肥満と密接な関係があることから，糖尿病単独よりはむしろメタボリックシンドロームに関連した軽微な全身炎症反応にともなう相互作用ということで考えられるようになりました．

わが国では糖尿病を強く疑う人は950万人に及ぶといわれています．近年考えられている相互作用としてはつぎのことが考えられます．

糖尿病による，高血糖は歯周組織でのコラーゲン合成阻害と歯根膜線維芽細胞の機能異常を起こします．また過剰なブドウ糖がタンパク質と結合してできる advanced glycation end-product（AGE）の歯肉組織沈着によるマクロファージの活性化，高血糖下における単球系細胞による IL-6や TNF-α などの炎症性サイトカインの誘導が，歯周病の悪化をきたす要因であることが報告されています．

さらに歯周病菌の感染にともなう抗原刺激で活性化された単球が，脂肪組織に浸潤し，活性化マクロファージとなり脂肪組織の相互作用で，IL-6や TNF-α などの炎症性サイトカインが高発現します．これがインスリン抵抗性を増し，糖尿病が増悪するといわれています．

3．歯周病と狭心症，心筋梗塞，脳梗塞

動脈硬化により，心筋に血液を送るための冠動脈が狭窄し，心筋への血液供給が低下することで狭心症，心筋梗塞が発症します．血管内のプラーク（粥状の脂肪性沈着物）が剥がれて血栓ができると，その場で血管が詰まったり，血流に運ばれ脳血管で詰まり脳梗塞を発症します．

冠動脈疾患と歯周病との関係には多くの疫学研究があり，歯周病の重症度と虚血性心疾患の発症率には相関があると報告されています．歯周病原菌や歯周組織で産生する LPS（毒素）や炎症性サイトカイン，熱ショックタンパク質（HSP）などによる血管内膜の傷害反応が原因とされています．虚血性心疾患は30歳代，まれに20歳代でも発症することもあります．

4．妊娠性歯肉炎

妊娠時には，胎盤でエストロゲンという女性ホルモンが多量に分泌されます．そのエストロゲンが歯肉中の毛細血管に移行すると歯周病原因菌が急激に増加します．また歯周病が進行すると歯周病原因菌の *Porphyromonas gingivalis* の毒素が子宮内に移行し，免疫細胞が過剰反応を起こしプロスタグランジン E2が胎児内に流入し陣痛促進作用を引き起こす作用があります．これが早産や未熟児出産の原因になるということが報告されています．

そのほか，慢性腎臓病や骨粗鬆症，呼吸器系疾患の増悪因子としても，歯周病が注目されています．このように，歯周病の進行と関係するさまざまな全身疾患をつねに考えておく必要があります．

参考文献

1. 北村正博，村上伸也．歯周医学（Periodontal Medicine）- 歯周病と全身疾患 -．医学の歩み．2010；232(3)：161-166．

Section 3. 口腔内を診るときに（隠された疾患はないか？）

③清掃状態不良の原因は単なるブラッシング不足と思っていませんか？

●清掃不良の別の原因を考えていますか？

患者は75歳男性．久しぶりの歯科医院の受診です．まず口腔内の診療を行い，現在の口腔内環境を評価しました．全体的にプラークおよび歯石の沈着量が多く，清掃状態が良くありません．

治療方針の立案に移り，まずは口腔清掃状態の改善を図るために，ブラッシング指導を行わなければいけませんが，口腔の治療だけをただ進めていけば良いのでしょうか．この患者さんは単に歯磨きの方法や状態が悪い人なのか，あるいは歯磨きができない，何か別の理由があるのではないか．ほかの要因についても考える必要がありそうです．

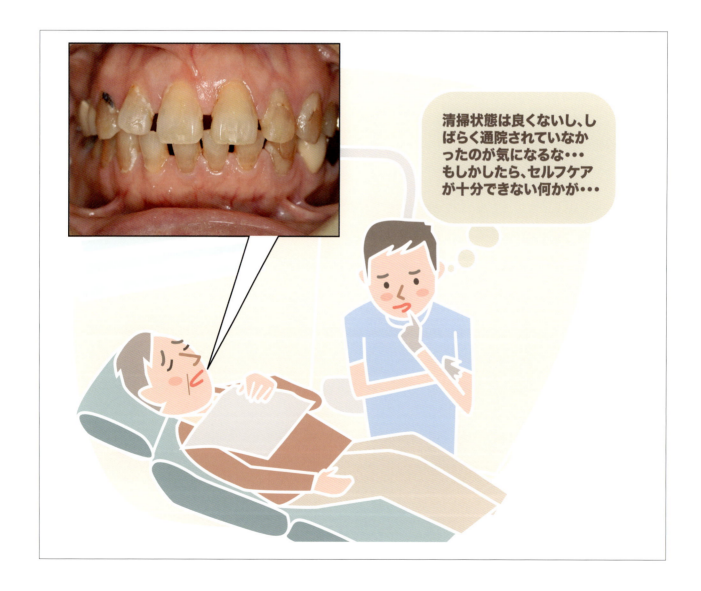

清掃状態は良くないし、しばらく通院されていなかったのが気になるな・・・もしかしたら、セルフケアが十分できない何かが・・・

●手に麻痺があると考えられませんか？

1．麻痺から考えられる病気

上下肢の運動は，脳の前頭葉にある運動野から脊髄，上下肢の神経（末梢神経）を通って筋肉に命令を伝えて動かします．これらの経路に異常があると，脳からの命令が手足に伝わらず手足の運動麻痺が起きます．

麻痺の程度は，「麻痺はあるが少しは動く」不全麻痺と，「まったく動かない」完全麻痺に分かれます．軽い麻痺では，「手足がなんとなく重い」「細かい手足の動きができない」と訴えます．

このような訴えがある場合、**表1**に挙げる病気が考えられます．患者の既往歴を確認したうえで，歯ブラシの形状や電動歯ブラシの使用などの方策を歯科衛生士と検討する必要があります．

2．オーラル・フレイル

高齢者で筋力や活動が低下している状態（虚弱）を「フレイル（Frailty）」と呼び，日本老年医学会では医療介護に携わる専門職にフレイルの理解と予防への取り組みを進めています．口腔機能と心身機能には密接な関係があります（**図1**）．口から食べるための口腔機能を維持することがフレイルから要介護への

以降を予防するであろうという考えのもとに健康長寿のための医科歯科連携の推進モデルの構築が求められています．壮年期に患者の口腔への関心度を高め，加齢変化による口腔機能の低下をできるだけ抑制することが重要です．口腔周囲筋の筋力低下や軽度の脳障害などによる口腔機能の低下は，リハビリテーションで回復する可能性があります．

高齢者や要介護者における口腔内の保清には，①清潔な口腔内環境の保持による誤嚥性肺炎を含めた感染症の予防，②口腔清掃にともなう口腔周囲筋の運動や末梢受容器の刺激による口腔機能の賦活あるいは維持という目的がります．歯ブラシの刺激は摂食嚥下運動を，リンシング（ブクブクうがい）は口腔周囲筋の筋力を賦活する効果があります．

とくに高齢者や要介護者で口腔のセルフケアが十分になされていない場合は，もともと口腔への関心度が低い，唾液の分泌低下や舌運動機能の低下で自浄作用が低下している，リウマチなどで運動機能障害がある，中枢性の疾患で運動機能障害があるなどの要因が考えられます（**表1**）．このような点にも目を向け，原因を判断し，その対応も含めて口腔のケアに関する計画立案を行わなければなりません．

表1 手の運動障害をきたす疾患

考えられる脳疾患	・脳梗塞，脳出血 ・一過性脳虚血発作 ・脳腫瘍 ・慢性硬膜下血腫
考えられる脊髄の病気	・変形性頚椎症：首の骨や靭帯などが変形して神経を圧迫する． ・椎間板ヘルニア：首や腰の椎間板が飛び出て神経を圧迫する． ・後縦靭帯骨化症：脊髄の前にある後縦靭帯が骨のように硬くなり，増大して神経を圧迫する．
考えられる末梢神経の病気	・手根管症候群：手首の靭帯により正中神経が障害され，親指と人差し指の麻痺をきたす． ・肘部管症候群：肘の靭帯や骨により尺骨神経が障害され，小指と薬指の麻痺をきたす．

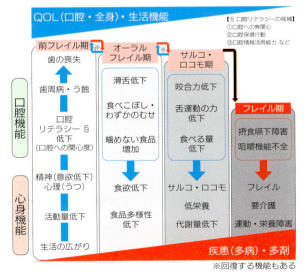

図1 フレイルの負のスパイラル.

Section 3．口腔内を診るときに（隠された疾患はないか？）

④咬耗だけを診ていませんか？

●咬耗の背景を考えたことがありますか？

患者は33歳の女性．歯の咬耗が気になり，歯科医院を受診しました．医療面接で歯ぎしりの習慣はないか聞くと，とくに自覚はなく，家族に指摘されたこともないとのことです．

仕事上のストレスは抱えているようでしたが，精神的誘因を確認するに至りませんでした．

おそらく不顕性に歯ぎしりをしているのだろうと，ナイトガードの装着を勧めましたが，もう少し深く要因について考える必要がありそうです．

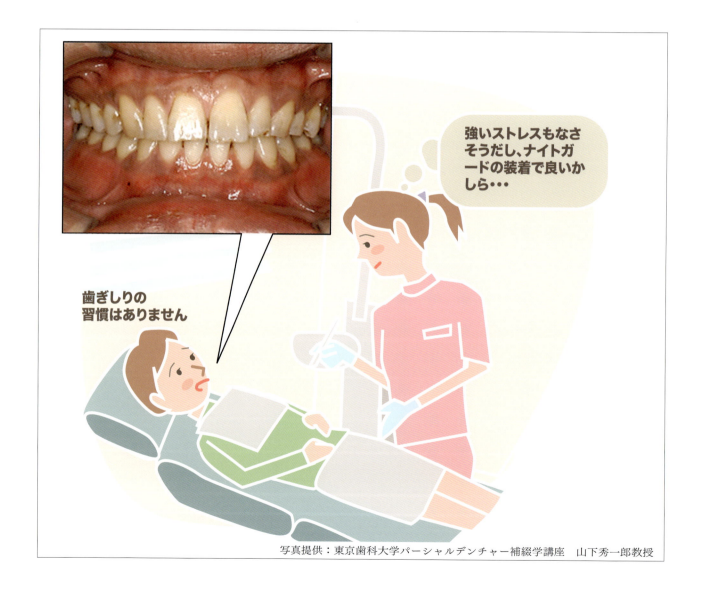

写真提供：東京歯科大学パーシャルデンチャー補綴学講座　山下秀一郎教授

●咬耗の原因にはさまざまな原因があります

1．ブラキシズム

咬耗とは上下の歯がかみ合うことでエナメル質や象牙質がすり減ってしまう状態をいいます．通常加齢とともに進行しますが，食生活など個人によって程度は変わります．そのなかでブラキシズムは睡眠中に起きる異常機能（Parafunction）の1つです．

また咬耗が進行してエナメル質から象牙質に達すると冷水痛（象牙質知覚過敏症）の症状が出現します．咬耗は，通常食事の際に生じるのではなく，就寝中や緊張しているとき，あるいは集中しているときなど無意識下起こすブラキシズムによって生じます．ブラキシズムには大きく3つの種類があります（表1）．

ブラキシズムによる咬耗は病的であり，治療が必要です．ブラキシズムの治療はナイトガード（スプリント療法）が有効ですが，背景には疲労や精神的ストレスがあります．ストレスや日常生活を送るうえでの障害（心身症，神経症）が背景に潜んでいる可能性もあり，できればその誘因を取り除く必要もあります．ブラキシズムの治療で重要なことは，自分自身がブラキシズムであることを自覚しているかどうかです．

2．ブラキシズムの評価と対応

ブラキシズムの評価は，質問票，医療面接，口腔内診察などにより行われていました．しかし，これらの方法だけではブラキシズムの有無やその程度を把握するのは困難です．咬耗自体が進行性のものか，過去の習癖によるものかも判断に困ります．また，睡眠時におけるブラキシズムの発生はストレス性に発現が増強されることが解明され，動物の攻撃性の発現と同様の生理的意義があることも示唆されています．

したがって生活背景や職業背景などにも配慮した医療面接により，それらの要因についても検討する必要があります．

現在ではブラキシズムを適切に評価するために，ブラキシズムの際の筋電図や顎運動を測定することが必要になっています．また携帯型の測定機器による上記の検査も可能です．簡便な方法では，就寝時にオクルーザルスプリントを装着させスプリント上に形成されたファセットにより評価を行うこともできます．

適正な咬合を有しない場合のブラキシズムは，歯の咬耗，歯の動揺，知覚過敏，くさび状欠損，歯周炎の進行，顎関節の機能異常，口腔周囲筋の過緊張など多くの不快症状をまねくことになるので，ストレス管理も含めた治療が必要になります．ストレスの原因が複雑な場合，心因的要因が考えられる場合，心身症の症状としてブラキシズムが生じている場合などは，心療内科や精神神経科との連携した診療が必要なこともあります．ブラキシズムが原因と考えられる上記の不快症状以外の不定愁訴が多い場合には，早めの判断で心療内科や精神神経科も合わせて受診する必要を説明します．

表1 ブラキシズムの種類

グラインディング	上下の歯を咬み合わせたまま左右に横滑りさせる動き．いわゆる「ギリギリ」音．
タッピング	上下の歯を打ち合わせる動き．いわゆる「カチカチ」音．
クレンチング	上下の歯を咬み合わせたまま食いしばった状態．

Section 3. 口腔内を診るときに（隠された疾患はないか？）

⑤顎の開閉状態だけを診ていませんか？

●開口障害を顎関節症と断定していませんか？

患者は36歳の女性．以前から口を開くときに音が時々していたようですが，昨日の夕食後から急に口が開かなくなったとのことで来院しました．

顎関節部の触診で，関節の運動を触れず，開口距離も2cm足らず，口腔内を診療するのもままならない状態です．顎関節や咀嚼筋に痛みはありません．

原因がよくわからないので，とりあえず消炎鎮痛薬を処方して経過を診ることにしましたが，いったいこの方針で良いのでしょうか．

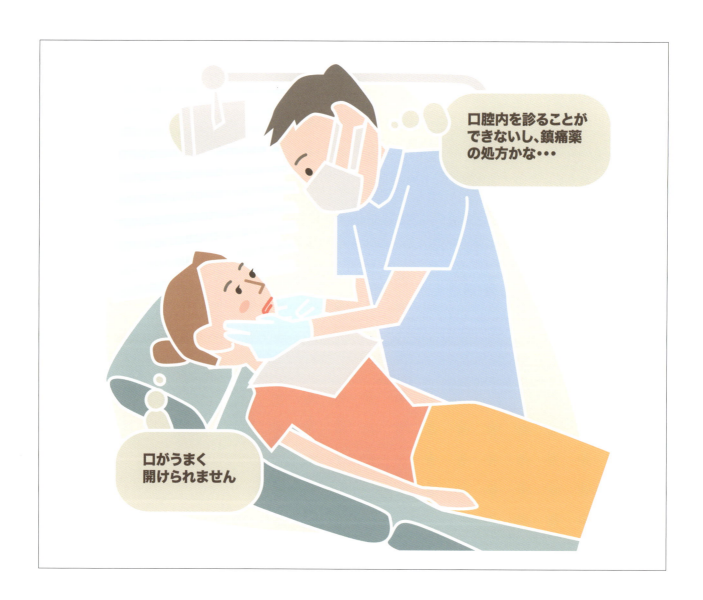

●顎関節の痛みがあるか，筋肉の痛みがあるか，大きく口が開くか聴いていますか？

1．顎関節症との鑑別

開口障害をきたす代表的疾患は顎関節症ですが，ほかにも多くの疾患が考えられます．歯性病巣からの炎症や骨折（外傷）による開口障害は，問診で経過や自覚症状を聞き出すことで，比較的鑑別がつきやすい疾患です．

しかし顎関節部の腫瘍，咀嚼筋に進行した口腔癌や，顎関節強直症などは，経過や自覚症状では判別しにくく，画像検査などで，顎関節症との鑑別が必要となります．開口状態の診療だけでは正確な診断は難しいため，できるだけ多くの情報を得る必要があります．

2．顎関節症の病態分類

顎関節症は，顎関節や咀嚼筋の疼痛，関節（雑）音，開口障害ないし顎運動異常を主要症候とする総括的診断名です．その病態には咀嚼筋障害，関節包・靱帯障害，関節円板障害，変形性関節症などが含まれています．病態にはバリエーションがあり，進行性の病理学的変化をしているものから精神心理的要因で発症し，器質的異常が認められないものまでさまざまです．したがって顎関節症を正確に診断するためには，顎関節の総合的な診察が求められます．顎関節症の病態分類は2013年日本顎関節学会により**表1**のようになっています．

3．病態の把握と非観血的療法

顎関節の診断を進めるうえでは，パノラマエックス線写真は必須です．まずパノラマエックス線写真により炎症，外傷，腫瘍などの除外診断を行います．

顎関節症の病態を把握するために，疼痛の部位（顎関節か，周囲の咀嚼筋か）について，触診により特定します．また咀嚼時痛がある場合には硬固物の摂取が難しくなります．

つぎに顎関節の前方滑走について下顎頭の触診によって診療します．下顎頭の触診は両手を左右の顎関節部にあて開閉口運動を指示します．ゆっくり開口を指示すると障害のある側は下顎頭の滑走運動が障害されるため，下顎は患側に偏位します．

そして，下顎頭の変形を診るためにはパノラマエックス線写真の診断は欠かせません．咀嚼筋障害が否定され，顎関節円板障害を疑う場合はMRIが必要になります．MRIによる関節円板の偏位が確定診断になります（**図1a，b**）．

顎関節症の非観血的療法には，スプリント療法，薬物療法，理学療法（訓練療法を含む），カウンセリング（認知行動療法）が挙げられていますが，有効なエビデンスは証明されていません．咀嚼筋痛障害に対しては，条件つきでスタビライゼーションタイプのスプリント療法が推奨されていますが，顎関節学会により顎関節症の初期治療ガイドラインがホームページ上に掲載されていますので，一読すると良いでしょう．

表1 顎関節症の病態分類（2013年：日本顎関節学会による）

・咀嚼筋痛障害（Ⅰ型）	
・顎関節痛障害（Ⅱ型）	
・顎関節円板障害（Ⅲ型）	a．復位性 b．非復位性
・変形性顎関節症（Ⅳ型）	

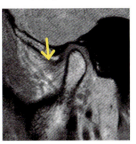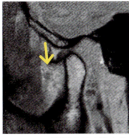

図1a，b 顎関節症．復位をともなわない関節円板前方転位（Ⅲb型）のMRI．**a**：閉口時．**b**：開口時．→の部分が関節円板の後方肥厚部．閉口時にすでに前方に位置している．開口時にはこの肥厚部が障害になり下顎頭の前方滑走運動を妨げている．**a｜b**

Section 3．口腔内を診るときに（隠された疾患はないか？）

⑥粘膜の赤い部分や白い部分は口腔癌だと考えてはいませんか？

●補綴物や義歯の不適合による褥瘡を考えたことはありますか？

患者は50歳の男性．最近口のなかがヒリヒリするようになったため，近隣である当院を受診しました．口腔内を診療すると，右の舌縁部に限局した濃い白斑を認めました．

口腔癌かもしれない．すぐに二次医療機関で精査してもらったほうが良いのでしょうか．ほかの要因について考える必要はあるのでしょうか．

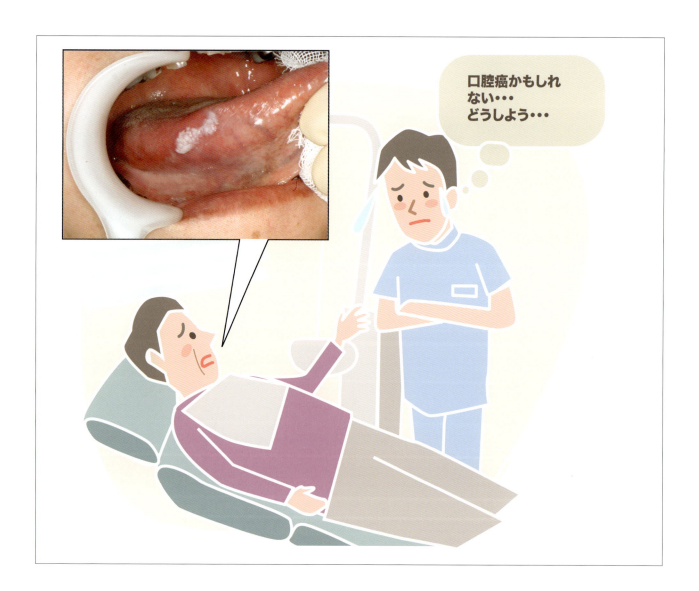

●補綴物や義歯の不適合，薬物または口呼吸による口腔乾燥症を疑っていますか？

1．なぜ粘膜に白色変化が

口腔粘膜に発現する白色病変，紅色病変の種類はさまざまです（図1〜4）．初期の口腔癌は同様の色調であるため，歯科医師はこれらを鑑別する目を養わなければなりません．とくに白板症や紅板症は前癌病変であるため，発見後，速やかに高次医療機関での精査を勧めるべきです．

しかし，その前になぜ，粘膜に白色変化をきたしたのか，発赤しているのか，その原因についても調べる必要があります．補綴物や義歯の不適合が原因となることもあります．

2．褥瘡性潰瘍，びらん

褥瘡性潰瘍やびらんは，口腔癌との鑑別が必要です．補綴物などにより慢性的な機械的刺激が長期間加わると，粘膜上皮の角化の亢進やびらん，潰瘍を生じます．これらはいずれも原因を除去することで1〜2週間のうちに症状が消失します．

義歯などによる機械的刺激が原因と考えられる場合は，刺激の除去をして1週間程度経過観察をしてください．それでも病変に改善傾向が認められないときには，二次医療機関で精査をする必要があります．

3．口腔乾燥による継発症状にも注意

口腔乾燥によって口腔粘膜の萎縮，細菌や真菌の感染を生じ，粘膜に白斑，びらんなどを生じることがあります．口腔乾燥が，粘膜病変の発生因子となっている可能性も頭に入れておく必要があります．

口腔乾燥の治療としては，生活指導や対症療法が中心となります．保湿剤，保湿力の高い洗口液，保湿ジェル，夜間の乾燥を防ぐ保湿用マウスピースなどを用いて，症状に応じて対応します．水分の補給と室内の加湿を促すのも，有効な方法です．

a | b

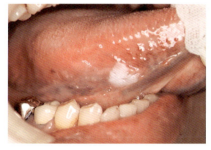
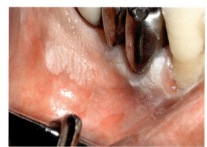

図1a，b　白板症．**a**：均一型．全体に白さと厚みが均一である．**b**：不均一型．病変の境界が不明瞭，表面が粗造，白さも部位によって異なる不均一型のほうが癌化する傾向が高いので，経過観察が重要で，場合によっては切除する．

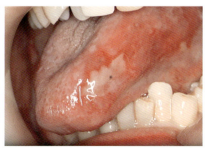

図2　紅板症．50〜60％が癌化するので，上皮異形成あるいは癌に準じた対応が必要．

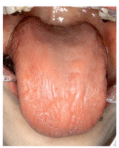

図3　Sjögren 症候群による口腔乾燥と舌乳頭の萎縮．

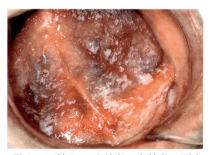

図4　口腔カンジダ症．高齢者・要介護者・がん患者などの免疫低下が認められる状態で口腔内の自浄作用が低下すると発症しやすい．

Section 3. 口腔内を診るときに（隠された疾患はないか？）

⑦いきなりラバーダム防湿をして，治療を始めてはいませんか？

●ラバーダム防湿で呼吸困難を起こす患者がいることを知っていますか？

　患者は70歳の男性．根管治療を行うため，ラバーダム防湿を行い，軟化象牙質を除去し，根管口を明示したところで，患者が息苦しさを訴え，チアノーゼ症状を発しました．

　急いでラバーダムを外し，バイタルの確認をした

ところ，呼吸は浅く早くなっています．呼びかけへの反応もにぶくなっています．

　その後，酸素を投与し慎重に経過を見守っていたところ，次第に回復しましたが，いったい何が異変の原因なのでしょうか．

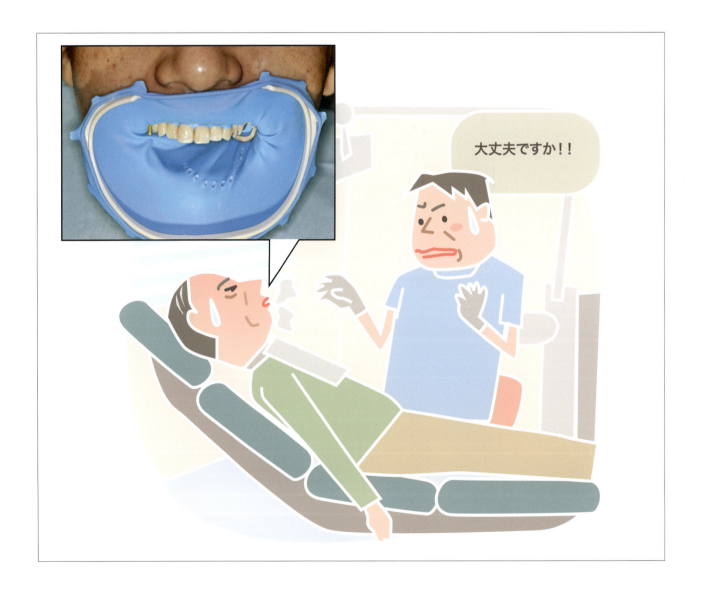

大丈夫ですか！！

●呼吸障害がある患者は長時間開口状態を続けることが困難な場合があります

呼吸困難をともなう疾患

呼吸障害をもつ患者は，歯科治療中に呼吸状態が悪化することがあります．原因は長時間の体位(水平位)や切削などの粉塵に起因する喘息発作などさまざまです．日常生活において呼吸困難をともなう疾患には以下ものが考えられます．

1．肺疾患

肺疾患の患者の多くは，換気機能が低下しているため体を激しく動かしたときに呼吸困難が発現します．特発性肺線維症などの拘束性肺疾患では，肺が硬くなり，息を吸う際には胸をふくらませる努力が必要になります．脊柱側弯症も胸郭の動きを妨げて呼吸を制限します．

高齢者に多い慢性閉塞性肺疾患(COPD)や気管支喘息などの閉塞性肺疾患では，気道が狭くなり，気流の抵抗が増加します．息を吸うときには気道が広がりますが，息を吐くときは気道が狭くなるため，肺から空気を十分に吐き出すことができなくなり，いわゆる口すぼめ呼吸をします．

2．心不全

心臓からの血液の拍出が不十分(心不全)になると，肺の中に液体がたまり，肺水腫という状態になります．肺水腫は必要量の換気ができないため呼吸困難を引き起こし，胸に息苦しさや重苦しさを感じます．肺に液体がたまると，気道が狭くなって喘鳴が聞かれるようになることもあり，この状態を心臓喘息と呼びます．

3．貧血

赤血球の数や機能が低下した貧血状態になると，酸素を各組織へ運ぶ能力が低下し，呼吸状態に変化を起こすこともあります．その場合，血液中の酸素濃度を高めようと，代謝性に速く深く呼吸しようとします．

4．その他の原因

重度の腎不全や糖尿病，栄養不足などはケトアシドーシスなどにより血液中の二酸化炭素濃度が低下する代謝性アシドーシスと呼ばれる状態になっています．この特徴的な症候は過呼吸(正常数の長い深い呼吸)であり，代謝性の肺換気亢進を反映しています．

腎不全の場合は，貧血や心不全が呼吸困難の一因となることもあります．また過換気症候群では，空気を十分に吸い込めないように感じるため，呼吸が浅く速くなります．この状態は，身体的な問題よりも，一般に不安が原因で起こります．

5．パルスオキシメーター

以上のように呼吸器疾患や呼吸の変化はさまざまであり，日常の歯科治療において障害となる可能性があります．高齢者は肺の予備能力が低下している(肺胞換気量残の増加)ため，疾患でなくても緊張などで容易に呼吸障害をきたす可能性があります．

このような場合に備えて，歯科治療中はパルスオキシメーター(図1)を用いるなどして，血中酸素飽和度をモニタリングすることは有効な方法です．

パルスオキシメーターは，経皮的動脈血酸素飽和度と脈拍数を測定することのできる簡便なモニタリング機器です．歯科治療時のリスク管理のために，これらのモニタリングは今後ますますチェアーサイドで必要になると考えます．

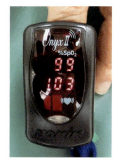

図1　パルスオキシメーター．経皮的動脈血酸素飽和度(SpO2)と脈拍数が表示される．

Section 3．口腔内を診るときに（隠された疾患はないか？）

⑧ラテックス・アレルギーを確認していますか？

●日常的に使用しているゴム手袋が患者にアナフィラキシー反応を誘発する恐れがあることを知っていますか？

患者は20歳の女性．口腔清掃を希望され歯科診療所を受診しました．歯科衛生士がブラッシング指導を行ったのち，歯面清掃を行うため，グローブを着用してスケーリングを始めたところ，急に息苦しいと訴え，手足を動かし始めました．

呼吸苦の原因はまったく思い浮かびません．術前の問診では「キウイフルーツのアレルギーがあるというくらいだったのに…」．ほかの要因について考える必要がありそうです．

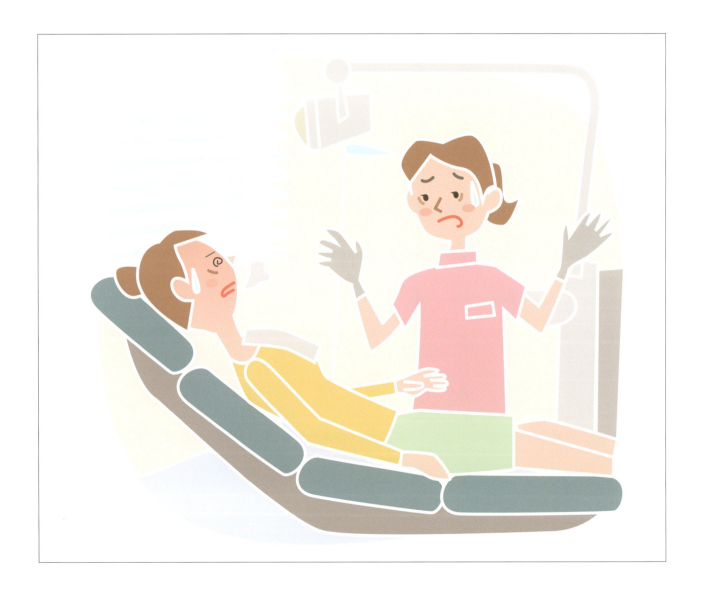

●ゴム手袋やラバーダムが患者さんに腫れやじんま疹を起こしたり，アナフィラキシー反応を起こす可能性があります

1．ラテックス・アレルギー

　天然ゴム製品に接触することによって起こるじんま疹，アナフィラキシーショック，喘息発作などの即時型アレルギー反応を総称してラテックス・アレルギーといいます．

　天然ゴム製品は，手袋，カテーテル・絆創膏などの医療用具，炊事用手袋，ゴム風船，コンドームなどの日用品として日頃から接触する機会が非常に多い製品です．なお，参考までに欧米でのラテックス・アレルギーの頻度を**表1**に挙げます．

2．ハイリスクグループ

　日本国内の報告は，欧米に比較して低く，医療従事者の場合1.1から3.8％がラテックス・アレルゲンに感作されていると報告されています．

　また日本国内の患者調査では，これまでアナフィラキシーショック症例も報告されています．ラテックス・アレルギーを防止するためには，患者への確実な問診と，ハイリスクグループに属しているかどうかを確認し，可能性がある場合はシリコンなどのグローブに変更します（**表2**）．

　医療従事者や患者に対するラテックス・アレルギーに備えるためには，クリニック内でのラテックス手袋の使用を回避する以外ありません．手袋を原因とする有害反応を低減するための予防措置を講じるためには，正しい知識を備え，適切な対策を取ることが重要となります．少なくともハイリスクグループに対しては，ラテックスフリーの手袋（**図1**）を使用するなど配慮が必要です．

表1　欧米でのラテックス・アレルギーの頻度

一般	0.8%
手術室医師	7.5%
手術室看護婦	5.6%
歯科医師	13.7%
その他医療従事者	1.3%

（参考文献1より引用）

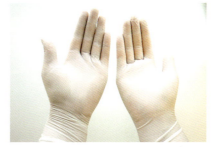

図1　ラテックスフリー・パウダーフリーのニトリル（合成ゴム）手袋．

表2　ラテックス・アレルギーのハイリスクグループ

①医療従事者：とくに手指にアトピー性皮膚炎，接触性皮膚炎がある場合
②繰り返し医療処置を受けている患者：欧米では二分脊椎症患者がこれに該当
③食物アレルギー患者：とくにラテックス・アレルゲンと交叉抗原性をもつアボガド，バナナ，クリ，キウイフルーツなどにアレルギーがある場合
④天然ゴム製造業従事者

（参考文献1より引用）

参考文献

1.　ラテックスアレルギー安全対策ガイドライン2009．日本ラテックスアレルギー研究会．株式会社協和企画．2009．

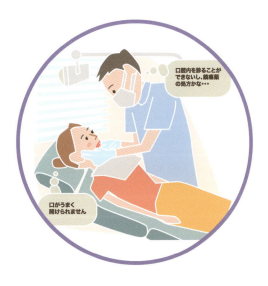

知っておくべき
検査値一覧

知っておくべき検査値一覧

検査項目・基準値	臨床的意義		
白血球数(WBC) white blood cell 成人：4,000〜8,000/μl 小児：5,000〜13,000/μl 幼児：5,000〜18,000/μl 新生児：9,000〜30,000/μl	高値	肺炎，白血病，心筋梗塞，アレルギー性皮膚炎などのアレルギー疾患	
	低値	重症敗血症，再生不良性貧血，急性白血病，全身性エリテマトーデス(SLE)，抗癌薬投与	
白血球分画 white blood cell differentiation 好中球：40〜60% リンパ球：30〜45% 好酸球：3〜5% 単球：3〜6% 好塩基球：0〜2%	増加	好中球	細菌感染症，白血病，心筋梗塞，外傷，熱傷
		リンパ球	リンパ性白血病，ウイルス感染症
		好酸球	アレルギー疾患，猩紅熱，寄生虫
		単球	結核，慢性骨髄単球性白血病，麻疹などの発疹性の感染症
		好塩基球	慢性骨髄性白血病，アレルギー疾患
	減少	好中球	再生不良性貧血，急性白血病，ウイルス性感染症
		リンパ球	感染症(結核，HIVなど)，全身性エリテマトーデス
赤血球(RBC) Red blood cell ヘマトクリット値(Ht) ヘモグロビン量(Hb) RBC：男性430〜570×104/μl 　　　女性380〜500×104/μl Ht：男性39〜52% 　　女性34〜44% Hb：男性13.5〜17.5g/dL 　　女性11.5〜15.0g/dL	高値	真性多血症，慢性呼吸器疾患などの2次性多血症，ストレス，脱水	
	低値	貧血(再生不良性貧血，鉄欠乏性貧血，鉄芽球性貧血，溶血性貧血，腎性貧血など)，肝障害，出血など	
血小板数 platelet 15〜34万/μl	高値	本態性血小板血症，慢性骨髄性白血病，真性多血症，出血，外傷，脾臓摘出後	
	低値	再生不良性貧血，急性白血病，巨赤芽球性貧血，播種性血管内凝固症候群(DIC)，特発性血小板減少性紫斑病，肝硬変	
CRP(C反応性タンパク) C-reactive protein 0.30mg/dL未満	高値	細菌・ウイルス感染症，急性心筋梗塞，関節リウマチ，手術後，リウマチ熱，膠原病活動期，悪性腫瘍，悪性リンパ腫，熱傷，外傷	

検査項目・基準値		臨床的意義	
総タンパク(TP) Total protein 6.7〜8.3g/dL	高値	高タンパク血症	脱水症，原発性マクログロブリン血症，多発性骨髄腫，慢性肝炎，自己免疫疾患，悪性腫瘍
	低値	低タンパク血症	肝障害，ネフローゼ症候群．吸収不良性症候群，栄養障害，悪液質
血清アルブミン(Alb) albumin 3.8〜5.3g/dL	高値		脱水症
	低値		肝障害，ネフローゼ症候群，吸収不良症候群，栄養障害，悪液質
AST(GOT) 10〜40IU/L ALT(GPT) 5 〜45IU/L	高値	肝疾患	ウイルス性急性・慢性肝炎，肝硬変，薬物性肝障害，アルコール性肝障害
		心疾患	心筋梗塞，心筋炎
		胆道・膵臓疾患	胆石，胆道炎，総胆管結石，胆嚢癌，胆管癌
		筋疾患	多発性筋炎，筋ジストロフィー
	低値		臨床的意義は少ない
糖化ヘモグロビン(HbA1c) (JDS)4.3〜5.8% (NGSP)4.6〜6.2%	高値		糖尿病，腎不全，異常ヘモグロビン症，高ビリルビン血症，慢性アルコール中毒症
	低値		血球寿命の短縮，溶血性貧血，多量出血
血糖(BS, GLU) 70〜109mg/dL	高値		糖尿病，甲状腺機能亢進症，クッシング症候群，原発症アルドステロン症，肝硬変，脳血管障害，肥満
	低値		下垂体機能低下症，低グルカゴン血症，インスリノーマ，アルコール性低血糖，腎性糖尿病，激しい運動，胃切除後
血清尿素窒素(BUN, UN) 8 〜20mg/dL	高値		腎機能障害，脱水，心不全，消化管出血，副腎皮質ステロイド薬使用，甲状腺機能亢進症
	低値		肝機能障害，低タンパク症，尿崩症，妊娠
血清クレアチニン(Cr) 男性：0.61〜1.04mg/dL 女性：0.47〜0.79mg/dL	高値	腎前性	脱水，心不全，血圧低下
		腎性	腎機能障害(糸球体腎炎，間質性腎炎など)
		腎後性	尿路閉塞症など
		筋肉量の増加	先端巨人症，スポーツ選手

※次ページへ続く

検査項目・基準値		臨床的意義	
血清クレアチニン(Cr) 男性：0.61～1.04mg/dL 女性：0.47～0.79mg/dL	低値	長期臥床，筋萎縮(筋ジストロフィー，筋萎縮性側索硬化症など) 尿中排泄量の増加(妊娠，尿崩症)	
血清ナトリウム(Na) 137～145mEq/l	高値	高ナトリウム血症	水分欠乏症(下痢，嘔吐，発汗，多尿，水分摂取不足)，ナトリウム過剰症(クッシング症候群，原発性アルドステロン症，ナトリウム過剰摂取)
	低値	低ナトリウム血症	ナトリウム欠乏症(アジソン病，ネフローゼ症候群，ナトリウム喪失性腎症，下痢，嘔吐)，水分過剰(心因性多飲症，低張性輸液製剤の過剰投与，ADH[抗利尿ホルモン]不適合分泌症候群)
血清カリウム(K) 3.5～5.0mEq/L	高値	高カリウム血症	カリウム排泄障害(アジソン病，急性・慢性腎不全，代謝性アシドーシス) 細胞内カリウムの流出(溶血性疾患，代謝性アシドーシス，熱傷)
	低値	低カリウム血症	カリウム摂取不足(栄養不足)，カリウム喪失(嘔吐，下痢，原発性アルドステロン症，急性腎不全利尿期)，細胞内へのカリウムの移行(アルカローシス)
血清鉄(Fe) 男性：50～200μg/dL 女性：40～180μg/dL	高値	ヘモクロマトーシス，再生不良性貧血，悪性貧血，急性肝炎	
	低値	鉄欠乏性貧血，悪性腫瘍，慢性炎症，妊娠後期	
血清カルシウム(Ca) 8.4～10.4mg/dL	高値	高カルシウム血症	原発性副甲状腺機能亢進症，悪性腫瘍(肺癌[扁平上皮癌]，骨転移[多発性骨髄腫前立腺癌，乳癌など])，成人T細胞白血病，ビタミンD製剤過剰摂取，サイアザイド系利尿薬の内服
	低値	低カルシウム血症	過換気症候群などのアルカローシス，慢性腎不全による活性型ビタミンD産生低下，副甲状腺機能低下症(特発性，遺伝子性および頚部の手術や放射線治療による続発性)，ビタミンD作用の低下(偏食，低栄養，二項曝露時間の不足)

索 引

索引

五十音・英字・その他の順で掲載. ページ番号に ＊ 印が付いている用語は「知っておくべき検査値一覧(72～74ページ)」を参照.

オーラルメディシンに基づいた次世代の歯科診療
かかりつけ歯科医にすぐに役立つ初診時のリスク評価

2016年5月10日　第1版第1刷発行

監 著 者　片倉　朗
　　　　　（かたくら　あきら）

著　　　者　野村武史 / 佐藤一道 / 澁井武夫
　　　　　（の むらたけし）（さ とうかずみち）（しぶ い たけ お）

発 行 人　北峯康充

発 行 所　クインテッセンス出版株式会社
　　　　　東京都文京区本郷3丁目2番6号　〒113-0033
　　　　　クイントハウスビル　電話（03）5842-2270（代表）
　　　　　　　　　　　　　　　（03）5842-2272（営業部）
　　　　　　　　　　　　　　　（03）5842-2279（第2書籍編集部）
　　　　　web page address　http://www.quint-j.co.jp/

印刷・製本　サン美術印刷株式会社